Dr. Spitzbarts
Gesundheits-Praxis

40 Jahre fit wie mit 40

- 47 Geheimnisse über das Blut der Sieger
- Nahrung als Energiequelle & Jungbrunnen
- 3 Säulen für Ihre Gesundheit
- uvm.

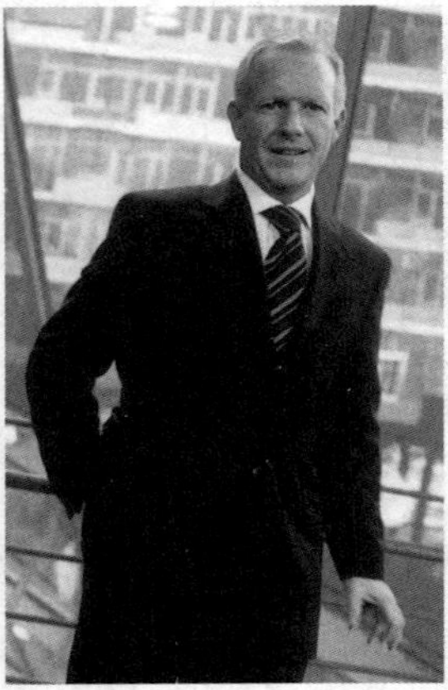

Gesundheit ist das Wichtigste, was wir im Leben haben. Leider gehen viele Menschen heutzutage sehr verschwenderisch mit ihrer Gesundheit um – gerade so, als hätten sie noch eine zweite im Handgepäck. Erst wenn sie krank sind, kommt die Einsicht, dass man seine Lebenshaltung ändern müsste.

Doch für Prävention ist es nie zu früh –
und nur selten zu spät!

Machen Sie dieses Buch zu Ihrem persönlichen Begleiter – und Sie werden sich damit jeden Tag ein Stück dauerhafte Gesundheit erobern.

Auf diesem Wege wünsche ich Ihnen alles Gute,

Ihr

Dr. Michael Spitzbart

2. Auflage, 2015

Layout und Satz: DTP & Grafik, B. König, Sankt Wolfgang
Fotos: www.irisblende.de; Titelbild: www.fotolia.de
Redaktion: Dr. Michael Spitzbart, Dr. Martina Hahn-Hübner (v. i.S.d.P.)
ISBN 978-3-95443-055-0
www.spitzbarts-gesundheitspraxis.de

Dr. Spitzbarts

Gesundheits-Praxis

40 Jahre fit wie mit 40

- 47 Geheimnisse über das Blut der Sieger
- Nahrung als Energiequelle & Jungbrunnen
- 3 Säulen für Ihre Gesundheit
- uvm.

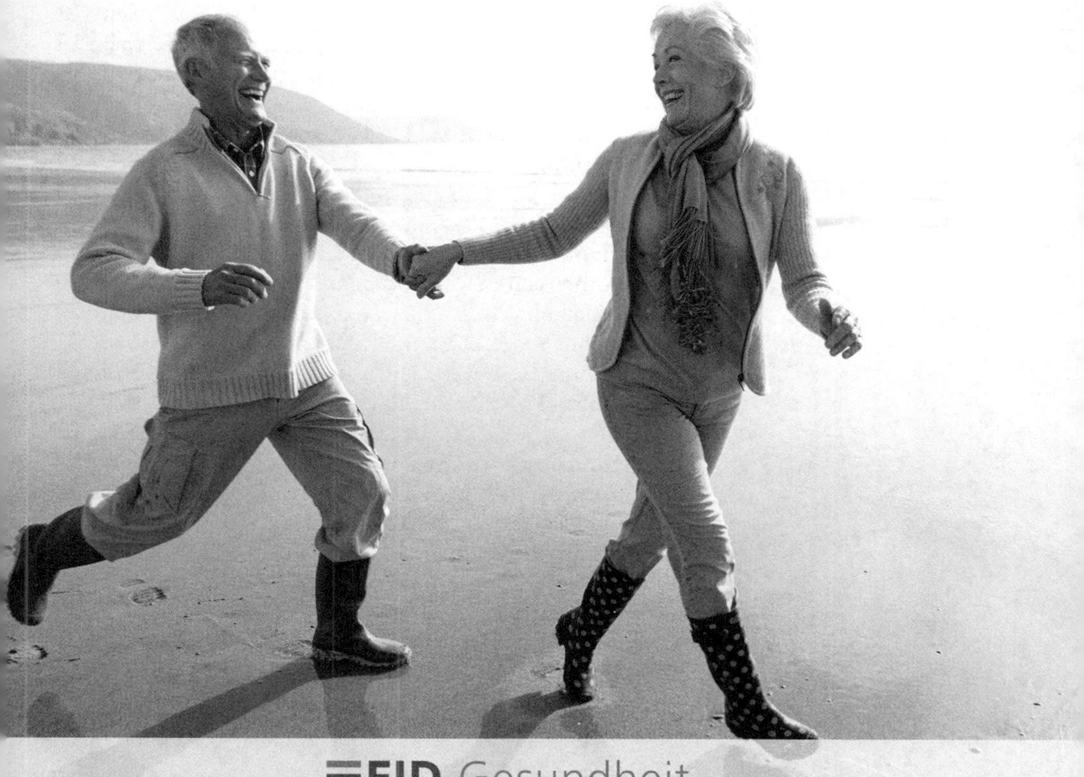

FID Gesundheit

47 Geheimnisse über das Blut der Sieger

Vitalstoffe – Der Motor Ihres Lebens

27 Gesundheitsmythen, die Sie einfach ignorieren sollten

Nahrung als Energiequelle & Jungbrunnen

Die 3 Säulen für Ihre Gesundheit

Richtiges Training – und Ihr Körper atmet durch

47 Geheimnisse über das Blut der Sieger

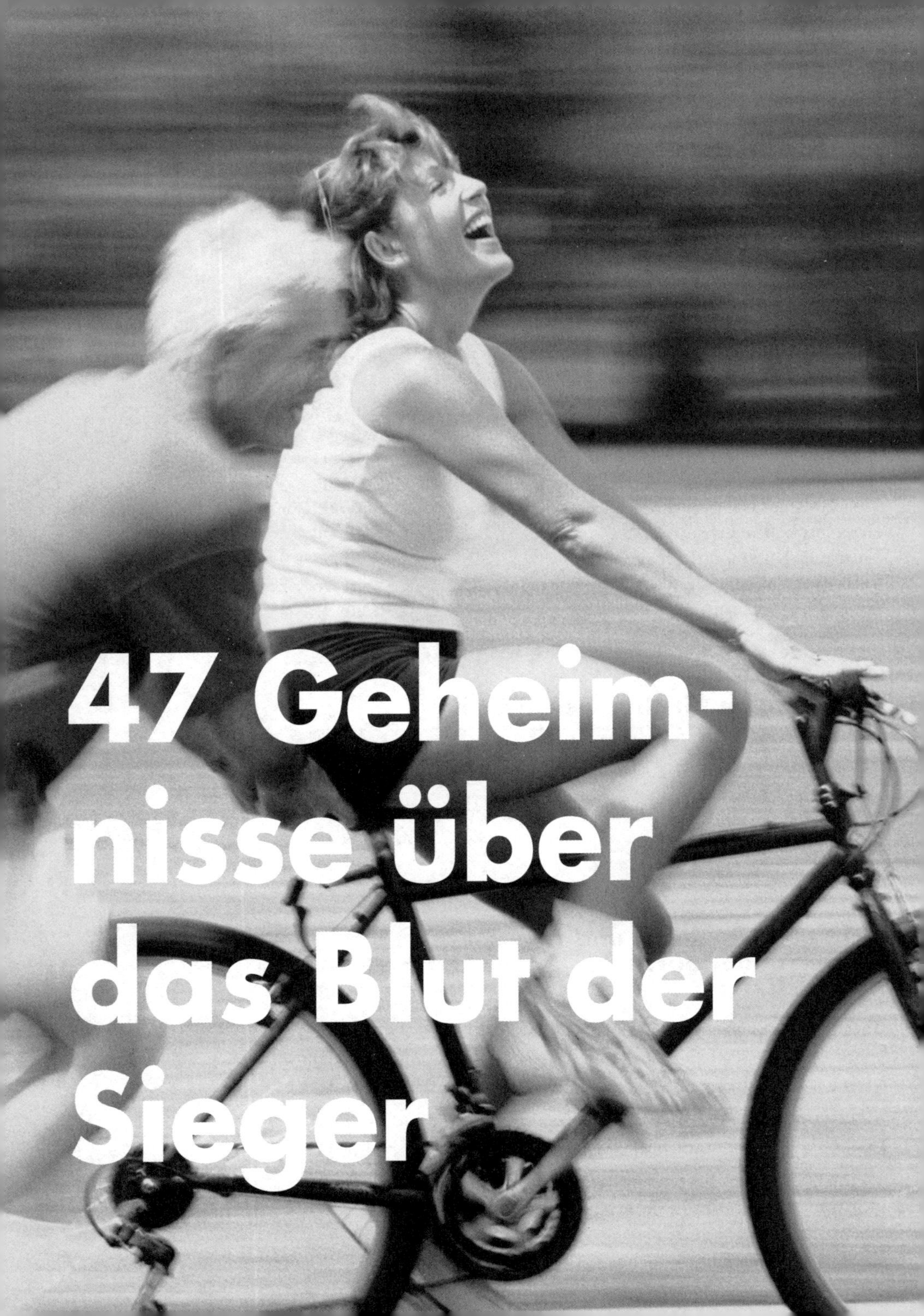

Blut ist ein ganz besonderer Saft – das wusste schon Goethe. Aber nur wenige Menschen wissen um die genauen Fähigkeiten ihres Blutes. Dabei ist es der Quellstrom unseres Lebens. Denn es sorgt dafür, dass unser Körper und unsere Organe funktionieren, dass wir fit und leistungsfähig sind.

Viele Menschen lassen zwar regelmäßig ihr Blut beim Hausarzt untersuchen. Aber dass sie nicht wirklich gesund sind, wenn der Arzt zu Ihnen sagt: „Mit Ihren Werten ist alles in Ordnung", das weiß kaum jemand. Denn die Werte, an denen Ihre Gesundheit gemessen wird, sind Durchschnittswerte aus allen Laborproben, die zur Analyse eingereicht werden. Dass hier natürlich auch viele Blutproben von Kranken dabei sind, ist ganz selbstverständlich. So wird Ihr Blut also mit Werten von Kranken verglichen.

Mein Verständnis von gesunden Blutwerten sind aber nicht Werte „kurz über Krankheit", sondern Werte, mit denen Sie wirklich voller Lebensenergie, vital und leistungsfähig, geistig fit und glücklich leben können – eben eine Grundlage für echte Gesundheit.

Ihr Blut ist ein besonderer Saft

Im Blut und aus dem Blut können Mediziner viel erkennen – nicht nur Krankheit, sondern auch Gesundheit. Denn im Blut finden sich Vitamine, Mineralstoffe, Enzyme, Proteine, Nährstoffe, Hormone – alle Stoffe eben, die Sie zum Leben brauchen.

Durch 90.000 km Blutgefäße versorgt Sie Ihr Blut mit allem, was Sie zum Leben brauchen.

So ist Blut im wahrsten Sinne des Wortes ein Lebenssaft: Es hat viele lebenswichtige Aufgaben zu erfüllen. Nur solange Menge und Zusammensetzung stimmen, ist Leben möglich. Etwa fünf Liter Blut kreisen ständig im Körper eines Erwachsenen, mit mehr oder weniger hohem Druck. Auf insgesamt 90.000 Kilometern Blutgefäßen (das entspricht einer Strecke von zwei Erdumrundungen) transportiert es Sauerstoff, Nährstoffe, Eiweiße und Hormone zu den Organen und Geweben – bis in die entlegensten Körperregionen. Aber auch eingedrungene Schadstoffe und Krankheitserreger werden wieder abtransportiert.

Blut besteht zu 44 % aus festen Bestandteilen: den roten und weißen Blutkörperchen sowie den Blutplättchen. 56 % bilden das flüssige Blutplasma. Darin sind die Nährstoffe und Stoffwechselprodukte gelöst. Bei niedrigem Sauerstoffgehalt der Atemluft steigt die Zahl der roten Blutzellen, die das lebenswichtige Gas in der Lunge aufnehmen und transportieren. So gelangt wieder mehr Sauerstoff in die Organe. Bei Infektionen entstehen dagegen mehr weiße Blutzellen, die für die Abwehr notwendig sind.

Diese drei lebenswichtigen Funktionen erfüllt Ihr Blut

Eine der wichtigsten Aufgaben, die das Blut im lebenden Organismus erfüllt, ist der Transport von Sauerstoff und Nährstoffen aus Lunge und Darm in die Organe. Auf dem Rückweg nimmt das Blut die Abbauprodukte des Stoffwechsels wieder mit und transportiert sie zur Entgiftung und Ausscheidung in Leber, Niere und Darm.

Zweitens dient das Blut der Abwehr von Giften und Krankheitserregern – eine Aufgabe der weißen Blutzellen (Leukozyten). Sie können Fremdstoffe und eingedrungene Bakterien oder Viren erkennen und unschädlich machen. Fresszellen machen sich über alles Fremde her, während Wächter- und Killerzellen ganz gezielt gegen bestimmte Eindringlinge vorgehen. Wieder andere Zellen produzieren hoch spezialisierte Antikörper, die sich an Krankheitserreger heften und sie so für Fress- und Killerzellen erkennbar machen.

Nur gesundes Blut kann Krankheitskeime sofort bekämpfen.

Die dritte lebensnotwendige Funktion des Blutes ist die Gerinnung. Bei Verletzungen erkennen Blutplättchen (Thrombozyten) blitzschnell die Gefahr. Sie klumpen zusammen und aktivieren damit Gerinnungseiweiße im Plasma. Schnell entsteht an der undichten Stelle ein Pfropf aus Eiweißfäden und Blutplättchen – die Blutung ist gestoppt.

Blut ist eben doch dicker als Wasser

Das Blut erfüllt viele seiner Aufgaben, indem es für das richtige Gleichgewicht der Körperfunktionen sorgt und bei Abweichungen gegensteuert: die Höhe des Blutdrucks, die Zahl der Abwehrzellen, der Sauerstoffgehalt oder die richtige Gerinnungsneigung. Störungen dieser Gleichgewichte führen zu Erkrankungen.

Das Blut erfüllt viele seiner Aufgaben, indem es für das richtige Gleichgewicht der Körperfunktionen sorgt und bei Abweichungen gegensteuert.

Ein besonders sensibles Gleichgewicht stellt die Blutgerinnung dar: Zu wenig führt zu gefährlichen Blutungen, zu viel erhöht die Gefahr von Thrombosen, Herzinfarkt und Schlaganfall. Bei Thrombosegefahr wird die Blutgerinnung durch den Wirkstoff Heparin gehemmt. Mithilfe der modernen Medizin kann in dieses Gleichgewicht künstlich eingegriffen werden: Bei einem Mangel an Gerinnungsfaktoren (zum Beispiel durch die vererbte Bluterkrankheit) wird die Blutgerinnung künstlich angekurbelt. Verselbstständigt sich die Neubildung weißer Blutzellen, führt das zu Blutkrebs (Leukämie). Die Ursachen der bösartigen Erkrankung, die in verschiedenen Formen bei Kindern und Erwachsenen auftritt, sind nur zum Teil bekannt. Sicher ist, dass Radioaktivität und das Lösungsmittel Benzol Leukämie auslösen können.

Mit Laboruntersuchungen kommen Sie Mangelerscheinungen auf die Spur

Bei unklaren Erkrankungen steht oft die Blutprobe am Anfang der ärztlichen Diagnostik. Neben den Routineuntersuchungen wie Blutsenkung, Blutbild, Zucker oder Fettwerten gibt es etwa 2.000 Spezialuntersuchungen, die Ärzte in großen Labors anfordern können. Außer der Diagnosestellung ermöglichen Laborwerte auch, Krankheitsverläufe zu beobachten und die Wirksamkeit von Therapien zu beurteilen.

Nichts gibt Ihrem Arzt so gut Aufschluss über Ihre Gesundheit wie Ihr Blut

Nur mit richtiger Ernährung bleibt Ihr Blut gesund

Die Zellen des Blutes haben eine begrenzte Lebensdauer, ständig werden daher im Knochenmark neue Zellen gebildet. Dafür sind „Rohstoffe" notwendig, die der menschliche Organismus nicht alle selbst liefern kann. Einige müssen mit der Nahrung aufgenommen werden:

- Eisen ist für die Bildung des roten Blutfarbstoffs Hämoglobin und damit für die roten Blutzellen notwendig. Es ist vor allem in Fleisch, aber auch in Gemüse und Vollkornprodukten enthalten. Vitamin C fördert die Aufnahme von Eisen aus dem Darm.
- Folsäure, die für die Sauerstoffversorgung wichtig ist, muss dem Blut bildenden System von außen zugeführt werden. Sie ist in grünem Blattgemüse, Bohnen, Weizenkeimen und Nüssen enthalten. Aber Vorsicht: Folsäure ist empfindlich gegen Hitze. Rohkostsalate sind deshalb besonders gute Folsäure-Spender.
- Vitamin B_{12} ist ein Blutbildner, der besonders in Fisch, Fleisch, Eiern und manchen Käsesorten vorkommt. Gesunde Alternativen zu tierischen Nahrungsmitteln: Sauerkraut, Kefir oder ein Brottrunk, denn die darin enthaltenen Hefepilze produzieren Vitamin B_{12}.

Vitamine, Spurenelemente, Aminosäuren:

Kleine Stoffe mit großer Wirkung

Das Blut leitet alle Stoffe, die die Organe brauchen, an ihren Bestimmungsort. Bei den meisten Menschen allerdings fehlen wichtige Stoffe oder es sind einfach zu wenige vorhanden – ohne dass es ihnen auffallen würde. Denn diese Stoffe werden vom Arzt nicht standardmäßig untersucht und gemessen. Trotzdem brauchen Sie viele Vitamine, Aminosäuren und Mineralstoffe, um Ihren Körper nicht nur am Laufen zu halten, sondern auch, um sich frisch, geistig fit und körperlich gut zu fühlen.

Welche das sind, was sie für positive Auswirkungen auf Ihren Körper haben und in welchen Nahrungsmitteln Sie sie finden, lesen Sie in diesem Kapitel.

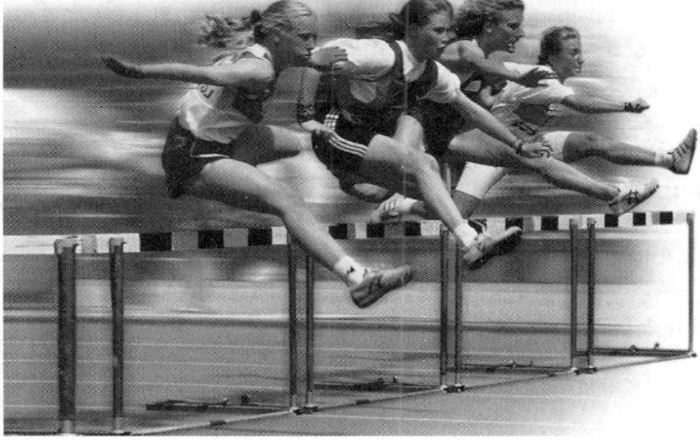

1 Arginin

Die Aminosäure Arginin ist an der Produktion von HGH (engl. = human growth hormon, menschliches Wachstumshormon) beteiligt. Zudem ist sie für die Wundheilung verantwortlich und unterstützt die Immunabwehr der Zellen. Sie senkt den Cholesterinspiegel und den Blutdruck und verhindert Osteoporose. Arginin ist in Walnüssen, Haselnüssen, Linsen und Sojabohnen enthalten.

2 Catechine

Die Catechine können durch ihre starken antioxidativen Fähigkeiten dazu beitragen, Herz-Kreislauf- und Krebs-Krankheiten vorzubeugen. Zudem verbessern sie leichte Nachtblindheit. Catechine finden sich hauptsächlich in grünem und schwarzem Tee, aber auch in Zartbitterschokolade (Kakaogehalt mindestens 66 %).

3 Chrom

Das Element Chrom ist verantwortlich für gute Nerven und geistige Frische sowie für die körperliche Fitness. Zudem reguliert Chrom erhöhte wie auch zu niedrige Blutzuckerspiegel und ist maßgeblich am Fett- und Zuckerstoffwechsel beteiligt. Chrom ist vor allem in vollem Getreide, Spargel, Samen, Kernen, Nüssen, Naturreis, Pilzen und Fleisch enthalten.

4 Eisen

Das Element Eisen aus der Gruppe der Metalle hat in unserem Körper eine der wichtigsten Funktionen. Es ist der zentrale Bestandteil des roten Blutfarbstoffs Hämoglobin, der die lebenswichtige Sauerstoffversorgung des Körpers übernimmt. Ohne Eisen also kein Blut. Eisenmangel führt zur Blutarmut, es treten Blässe, Kurzatmigkeit, Schwindelgefühle und Verdauungsstörungen auf. Eine ausreichende Eisenversorgung verbessert die Herzfunktion, bringt Frische und Spannkraft und stärkt Ihr Immunsystem. Einen hohen Eisengehalt haben Weintrauben, Sauerkraut, Fisch, Muscheln, Kürbissamen, Pilze, grünes Blattgemüse, Petersilie und Nüsse.

Fluor

5

Das Halogen Fluor hat die Aufgabe, Knochen und Zähne gesund zu erhalten. Enthalten ist es in Walnüssen, Räucherlachs, Tunfisch, Trink- und Mineralwasser.

Folsäure

6

Der Körper braucht Folsäure für die Bildung von körpereigenem Protein und rotem Blutfarbstoff sowie für die Produktion der Blutplättchen. Außerdem unterstützt Folsäure den Aufbau der Nukleinsäuren (der Erbsubstanz). Folsäure ist in Weizenkleie sowie in Sauerkraut, Pilzen und grünem Blattgemüse enthalten. Sie sollten Ihr Gemüse allerdings schonend garen oder gleich als Rohkost essen, denn Folsäure ist wasser-, licht- und hitzeempfindlich.

Glutamin

7

Glutamin heißt die nicht-essentielle Aminosäure, die für die Abwehrkräfte des Körpers sorgt. Sie leistet außerdem ihren Beitrag für die reibungslose Funktion der Darmschleimhaut. Enthalten ist Glutamin in Quark und anderen eiweißhaltigen Nahrungsmitteln.

Glutaminsäure

8

Die Glutaminsäure spielt im Harnstoffzyklus eine zentrale Rolle, sie verhindert wahrscheinlich die Bildung von Nierensteinen und hat einen günstigen Einfluss auf die Zellatmung im Gehirn. Sie ist vor allem im Klebereiweiß von Mais und Weizen vorhanden, aber auch in Vollkornprodukten.

Isoleucin

9

Die Aminosäure Isoleucin ist ein wichtiger Bestandteil des Muskelproteins und beschleunigt die Wundheilung. Sie ist in Nüssen und Samen enthalten.

10 Jod

Jod ist für die geistige Entwicklung, die Ausgeglichenheit der Psyche, den inneren Antrieb, das Wachstum und die Leistungsfähigkeit wichtig. Fehlt dieser Mineralstoff, kann es zu Stoffwechselproblemen, wie Schilddrüsenunter- oder -überfunktion oder gar die Bildung eines Kropfes, kommen. Die Folge können verminderte Leistungsfähigkeit, Gewichtzu- oder -abnahme oder auch Atem- und Schluckbeschwerden, Schlafstörungen und Depressionen sein. Jod ist in Seefischen und Meerestieren enthalten – Sie sollten außerdem in der Küche Jodsalz verwenden.

11 Kalium

Das Element Kalium senkt den Bluthochdruck. Aber Vorsicht: Nehmen Sie zu viel Kalium auf, kommt es zu Nierenkrankheiten und Herzschwäche, bei Kalium-Mangel zu Muskelkrämpfen, allgemeiner Schwäche und Herzrhythmusstörungen. Kalium ist in frischem Obst, Gemüse und Nüssen enthalten.

12 Kalzium

Der Mineralstoff Kalzium sorgt für die Funktion des Nervensystems und hat eine wichtige Rolle bei der Zellteilung. Wenn es fehlt, kommt es zu Empfindungsstörungen, Herzklopfen, Gelenkschmerzen und Zahnverfall. Kalzium ist in allen Nahrungsmitteln, die in der Erde wachsen, enthalten. Neben Blattgemüse enthalten auch Linsen Kalzium.

13 Kobalt

Kobalt ist unabdingbar für die Methyl-Transferase und die Thymidin-Synthese. In der Nahrung ist es in Fleisch, Innereien wie Leber, Nieren, Herz sowie in Fisch, Milch und Eiern zu finden, aber auch in Sauerkraut.

14 Kupfer

Das Metall Kupfer ist für die Abwehrmechanismen des Organismus und für die Pigmentierung von Haut und Haaren wichtig. Zudem baut es Glückshormone auf. Ist zu wenig Kupfer im Blut, drohen

Ihnen Blutarmut, Appetitlosigkeit und Verlust der Geschmacksempfindungen. Enthalten ist Kupfer in Tomaten, grünem Blattgemüse, Nüssen, Kartoffeln und Vollkornprodukten.

Lithium

15

Lithium braucht der Mensch nur in ganz geringen Dosen – trotzdem ist es wichtig. Das Spurenelement hemmt schlechte Laune und sorgt für gute Nerven. Es zu sich zu nehmen ist ganz einfach: Lithium kommt in „hartem Wasser“ und in Heilwässern vor.

Lysin

16

Die Aminosäure Lysin fördert die Produktion des Hormons HGH (engl. = human growth hormon, menschliches Wachstumshormon), das die Zellaktivität stimuliert und Ihnen jugendlichen Elan und Fitness bis ins Alter verschafft. Es kommt in Getreideprodukten vor, zum Beispiel in Haferflocken oder Weizenkeimen.

Magnesium

17

Magnesium fördert die Energiebereitstellung in den Zellen; zudem ist es wichtig für die Erregungsleitung von Muskeln und Nerven. Häufige Muskelkrämpfe können ein Zeichen für einen Magnesium-Mangel sein. Enthalten ist es in grünen Äpfeln, Salat, Mais, Müsli, Nüssen, Haferflocken und in Mineralwasser.

Mangan

18

Das Element Mangan fördert die Blutgerinnung, ist gut für die Bandscheiben und die Libido, es kräftigt die Knochen und das Herz. Fehlt Ihnen Mangan, dann liegen auch Lust und Liebe darnieder. Es ist in Haselnüssen und Walnüssen enthalten.

Melatonin

19

Melatonin ist das Jungbrunnen-Hormon, es gebietet dem körperlichen Verfall Einhalt. Den Melatonin-Gehalt des Körpers zu steigern geht ganz einfach: Schlafen Sie! Melatonin wird nämlich beim Schlafen reichlich ausgeschüttet.

20 Methionin

Methionin, eine essentielle Aminosäure (siehe auch bei Phenylalanin), verstärkt die Leistungskraft derer, die Sport treiben. Sie wird als Erste bei der Eiweißsynthese gebraucht und baut außerdem Körperfett ab; sie stärkt das Gedächtnis, hebt die Stimmung und baut Schwermetalle im Körper ab. Enthalten ist sie in Avocados, kanadischem Wildreis, Eigelb, Sojasprossen, Käse und Jogurt.

21 Molybdän

Molybdän ist ein wichtiger Bestandteil jeder Zelle – wenn es fehlt, ist ein völliges Versagen des Energiestoffwechsels die Folge. Es kommt zu Angstzuständen, Konzentrationsstörungen und Kopfschmerzen. Molybdän ist in Vollkornbrot, Hülsenfrüchten und Naturreis enthalten, aber auch in Käse.

22 Natrium

Natrium reguliert zusammen mit Kalium den Säurewert des Blutes und balanciert den Wasserhaushalt aus. An Natrium mangelt es Ihnen selten, da Natrium Bestandteil des normalen Kochsalzes ist (Natrumchlorid, NaCl). Hier gilt jedoch: Weniger ist mehr. Salzen Sie sparsam und benutzen Sie auch mal Meersalz (reich an Jod) oder Selleriesalz (Selleriebestandteile erhöhen die Würzwirkung und verringern dadurch den Salzkonsum).

23 Pantothensäure

Pantothensäure ist ein Vitamin des Vitamin-B-Komplexes und verleiht Ihnen geistige Frische und Vitalität; fehlt sie, drohen Lernschwäche, Gelenkschmerzen und Gelenksteife. Pantothensäure finden Sie in Mohnsamen, Bierhefetabletten, Pilzen, Vollkorngetreide, Walnüssen und Vollmilch.

24 Phenylalanin

Phenylalanin ist eine der acht essentiellen Aminosäuren. Essentielle Aminosäuren müssen mit der Nahrung aufgenommen werden, da der Körper sie, im Gegensatz zu nicht-essentiellen Aminosäuren, nicht selbst herstellen kann. Phenylalanin ist unter anderem an der Bildung der Botenstoffe Adrenalin und Noradrenalin beteiligt, die dafür verantwortlich sind, dass Ihre Reaktions- und Konzentrationsfähigkeit verbessert werden. Zudem steigt der Gehalt des Kreativitätshormons ACTH in Ihrem Blut an: Sie sind wach und konzentriert. Um Phenylalanin aufzunehmen, essen Sie am besten eine eiweißhaltige, fettarme Mahlzeit, zum Beispiel Meerrettichquark oder Linsensalat mit Zitronensaft.

Phosphor

25

Das Element Phosphor bildet die Reizstoffe auf und in der Nervenzelle – ohne ihn gäbe es keine Glücksgefühle und kein Lebensglück. Ein Mangel an Phosphor führt nicht nur zum Abbau der Knochenmasse, sondern zieht auch psychische Störungen nach sich – ein Zuviel ist aber auch nicht gesund, dann kommt es zu Angstzuständen und Herzrasen. Phosphor befindet sich in Hülsenfrüchten, aber auch in Emmentaler oder Schmelzkäse.

Quercetin

26

Das Flavonol Quercetin, ein gelber Pflanzenfarbstoff, gehört zur Gruppe der sekundären Pflanzenstoffe. Es agiert wie ein Antihistamin und hat antiallergische und antientzündliche Wirkungen. Da es Entzündungen in den Atemwegen und Lungen verringern sowie allergische Reaktionen auf Pollen blockieren kann, trägt es zur Linderung von Heuschnupfen, Sinusitis und Asthma bei. Quercetin wirkt antithrombotisch, es kann die Zusammenballung von Blutplättchen hemmen und so der Bildung von Thrombosen vorbeugen. Enthalten ist Quercetin in Preiselbeeren und schwarzen Johannisbeeren, grünem und schwarzem Tee sowie in grünen Blattgemüsen und Bohnen.

Resveratrol

27

Resveratrol hat starke antioxidative Wirkungen und kann Herz-Kreislauf-Krankheiten, beispielsweise der Arteriosklerose und der koronaren Herzkrankheit, auf verschiedene Weise vorbeugen. Resveratrol schützt vor der Atherosklerose, es hemmt die Zusammenballung von Blutplättchen und hilft, das Herz vor den schädlichen Wirkungen freier Radikale zu bewahren. Resveratrol trägt außerdem im Fettstoffwechsel dazu bei, die Cholesterin-Werte zu senken. Zu finden ist es in Trauben, wenig ist allerdings in Traubensaft.

28 Selen

Selen bietet einen Schutz gegen das Altern und gegen Krankheiten, es sorgt für optimale Durchblutung und stoppt die Zerstörung der Fettsäuren. Selen stärkt das Herz und versorgt den Muskel mit Sauerstoff. Es ist in Knoblauch, Sojabohnen und Getreide enthalten, aber nicht in Weißmehl.

29 Silizium

Silizium ist wichtig für den Knochenbau, die Zähne, das Bindegewebe und den Knorpel. Wenn Ihnen Silizium fehlt, drückt sich dies in hohen Blutfettwerten aus. Enthalten ist Silizium in Kartoffeln, Hafer, Hirse und Weizen.

30 Taurin

Die Aminosäure Taurin ist der einzige Stoff, der Chlorit-Radikale binden kann und uns dadurch vor Umweltgiften schützt. Zudem verstärkt es die Funktion der Leber, sorgt für ein starkes Herz und eine straffe Haut. Gute Taurinlieferanten sind Ziegen- und Schafsmilchkäse, aber auch Hartkäse und Algenprodukte.

31 Traubenzucker

Seien Sie vorsichtig mit „schnellem“ Zucker, wie er zum Beispiel in Traubenzucker enthalten ist. Dieser Zucker geht zügig ins Blut, sorgt aber dann für einen raschen Abfall des Blutzuckerspiegels: Das Insulin wird nach einem plötzlichen Anstieg des Blutzuckerspiegels in sehr hohen Konzentrationen ausgeschüttet. Hierdurch sinkt der Blutzuckergehalt sogar unter den Ausgangspunkt. Sie fühlen sich dann nicht voller Power, sondern im Gegenteil müde, erschöpft und sind schnell unkonzentriert. Eine gute Alternative für einen Energiekick sind ein Apfel und eine Scheibe Vollkornbrot.

Tryptophan

32

Haben Sie auch schon einmal festgestellt, dass manche Menschen wie geschaffen für einen Chefposten sind? Sie sind souverän und überlegen und haben einen unglaublichen Antrieb. Diese Menschen verfügen über eine Extraportion des Hormons Serotonin, das aus dem Proteinbaustein Tryptophan gebildet wird. Sie finden es in allen Ei- und Molkereiprodukten. Wenn Sie dann nach einer tryptophanreichen Mahlzeit ein Stück Obst zu sich nehmen, heben Sie den Insulinspiegel im Blut – Tryptophan gelangt ins Gehirn und kann dort die Verfügbarkeit von Serotonin erhöhen.

Valin

33

Die Aminosäure Valin kräftig und festigt die Muskeln und sorgt für psychische Belastbarkeit. Auch für das Immunsystem spielt Valin eine große Rolle. Enthalten ist es in kanadischem Wildreis, aber auch in Pilzen und Nüssen.

Vanadium

34

Vanadium verhindert die Bildung von Cholesterol. Es ist bedeutsam für Knochen und Zähne. Aber Vorsicht: Eine zu hohe Zufuhr wirkt sich toxisch auf den Körper aus. Vanadium kommt reichlich in Fetten, besonders in Pflanzenölen, sowie in Gelatine und in Buchweizen vor. Grundsätzlich ist es in vielen Lebensmitteln enthalten, meist in eher geringen Mengen.

Vitamin A

35

Vitamin A ist wichtig für das Immunsystem und spielt eine große Rolle bei der Bekämpfung freier Radikaler. Zudem unterstützt es die Produktion des männlichen Sexualhormons Testosteron und hilft gegen Entzündungen. Fehlt es, drohen schlechtes Sehen, Appetitmangel, brüchige Haare, trockene Haut, Ausschläge und Schleimhautinfektionen. Enthalten ist Vitamin A in Spinat, Fenchel, Karotten, Petersilie, Grünkohl, Avocados, Salbei und Sanddorn.

36 Vitamin B_1 (Thiamin)

Ein Vitamin-B_1-Mangel macht sich erst einmal durch Kribbeln in Händen und Füßen bemerkbar, danach folgen Müdigkeit, innere Unruhe, Reizbarkeit, eventuell Depressionen und Herz-Rhythmus-Störungen. Das Vitamin bildet nämlich den Schutzpanzer unserer Nervenzellen und verstärkt die Übertragung von Nervenreizen. Es trägt aber auch zum Abbau eines erhöhten Blutzucker-Spiegels bei. Vitamin B_1 finden Sie in Sonnenblumenkernen, Weizenkeimen, Pistazien, Buchweizen, Vollkorngerichten, Haselnüssen, Linsen, Naturreis, grünen Erbsen, Leber oder Kartoffeln.

37 Vitamin B_2 (Riboflavin)

Ein Vitamin-B_2 -Mangel hat schwerwiegende Folgen: Müdigkeit, Arbeitsunlust, Hautrötungen, Juckreiz oder Haarausfall kann ein Fehlen dieses Vitamins auslösen. In extremen Fällen kann es sogar zum Nachlassen der Sehschärfe oder zur Augenlinsen-Trübung kommen. Daher sollten Sie im Winter reichlich Grünkohl essen. Generell ist grünes Blattgemüse reich an Vitamin B_2, genauso wie Nüsse, Trockenobst oder Milchprodukte.

38 Vitamin B_3 (Niacin)

Vitamin B_3 ist wichtig für den Sauerstofftransport und die Energiegewinnung im Körper. Es senkt den Cholesterinspiegel und ist ein Helfer im Kampf gegen Arteriosklerose. Steht es nicht in ausreichender Menge zur Verfügung, treten krebsrote Flecken, eine geschwollene Zunge und geistige Verwirrtheit auf. Vitamin B_3 ist in Kartoffeln, Kohl, Karotten, Erdnüssen, Vollkorngetreide, grünen Erbsen sowie in Sojabohnen enthalten.

39 Vitamin B_6 (Pyridoxin)

Vitamin B_6 beeinflusst die Elastizität des Bindegewebes und ist für das Gleichgewicht von Natrium und Kalium in den Körperflüssigkeiten verantwortlich. Vitamin B_6 steckt besonders konzentriert in Reis, Sojabohnen und Sonnenblumenkernen.

Vitamin B_{12} (Cobalamin)

40

Vitamin B_{12} sorgt im Körper für die Zellteilung, ist an der Blutbildung sowie an der Synthese von Proteinen und Nukleinsäuren beteiligt und hat Einfluss auf das Wachstum. Außerdem sorgt es für geistige Frische, Lebensfreude und Optimismus. Vitamin B_{12} ist in Milch und Milchprodukten, aber auch in Sauerkraut enthalten.

Vitamin C (Ascorbinsäure)

41

Vitamin C ist sozusagen ein Multitalent. Es stärkt die Abwehrkräfte, wehrt krebserregende Nitrosamine ab und reduziert die freien Radikale. Zudem ist es wichtig für die Bildung von Kollagen und wirkt der Arteriosklerose entgegen. Ihren Vitamin-C-Bedarf sichern Sie dadurch, dass Sie am besten täglich eine Kiwi oder eine Zitrone mit viel Fruchtfleisch essen. Generell sollten Sie viel frisches Obst und Gemüse zu sich nehmen.

Vitamin D (Calciferol)

42

Vitamin D sorgt für kräftige Zähne, feste Knochen, gute Nerven, und bringt Ihnen Ruhe und Entspannung. Wenn es fehlt, äußert sich das durch Kurzsichtigkeit, Muskelschwäche und Zahnausfall. Da unser Körper Vitamin D aus Vorstufen mithilfe des Sonnenlichts selbst bilden kann, sollten Sie öfter (natürlich gut geschützt) in der Sonne spazieren gehen. Zudem ist es in Bananen, Eigelb, Milch, Käse, Pilzen und Vollkorngetreide enthalten.

Vitamin E (Tocopherol)

43

Eine ausreichende Vitamin-E-Versorgung verspricht ein hohes Lebensalter, sorgt für gesunde Augen, und mit seiner Hilfe können 76 % der Herzinfarkte abgewendet werden. Außerdem ist es ein Fänger der freien Radikale und am Eiweißstoffwechsel beteiligt. Vitamin E ist in allen Pflanzenölen in Nüssen, Bohnen, Spargel und grünem Blattgemüse enthalten.

44 Vitamin H (Biotin)

Biotin (früher Vitamin H) macht nicht nur Ihre Haare glatt, glänzend und üppig, sondern bildet Kohlenhydrate aus Eiweiß, wenn zum Beispiel durch eine hohe Anstrengung alle Reserven des Körpers aufgebraucht sind. Dadurch wird der normale Glucosespiegel des Körpers aufrechterhalten. Fehlt Biotin, kann es leicht zu Hautentzündungen mit Rötungen und Schuppung der Haut kommen. Das Vitamin Biotin ist in Blumenkohl enthalten, den Sie aber möglichst roh oder nur kurz angedünstet essen sollten. Zudem ist das Vitamin in Erdnüssen, Walnüssen sowie in magerem Hüttenkäse enthalten.

45 Vitamin K (Phyllochinon)

Vitamin K ist zuständig für die optimale Blutgerinnung. Zudem ist es wichtig für Knochenbau und -gesundheit, eine gute Gallenfunktion und eine gesunde Darmflora. Vitamin K ist in Milch und Jogurt, Blumenkohl, Rosenkohl sowie Grünkohl enthalten.

46 Vitamin Q 10 (Ubichinon)

Das Vitamin Q 10 ist zwar nur ein „Quasi-Vitamin“, ist aber für die Zellenergie und normale Herzfunktion dringend nötig. Es sorgt für 95 % der Körperenergie, wirkt blutdrucksenkend und bekämpft freie Radikale. Vitamin Q 10 ist in Knoblauch enthalten, aber auch in frisch geschrotetem Müsli und in Erdnusskernen.

47 Zink

Zink ist wichtig für das Wachstum und den Heilungsprozess, es schützt die Zellmembranen und beeinflusst unsere Sinnesorgane. Enthalten ist es in Vollkornprodukten, aber auch in Nüssen, Haferflocken, Pfifferlingen und gegartem Zuckermais.

Nicht immer sind Sie wirklich topfit, wenn Sie sich gesund fühlen

„Mit Ihrem Blut ist alles in Ordnung." Auch wenn Sie diesen Satz von Ihrem Arzt zu hören bekommen, sollten Sie sich fragen: Was wurde dabei alles untersucht? Und ist „in Ordnung" auch wirklich „gesund"?

Wenn Sie eine ganz normale Blutuntersuchung beim Arzt machen lassen, werden zuerst einmal die Blutkörperchen untersucht. Die roten Blutkörperchen sind im Durchmesser doppelt so groß wie die feinen Haargefäße, die Kapillaren. Deshalb müssen sie sich verformen, um durch sie hindurchschlüpfen zu können. In den Kapillaren findet der Stoffaustausch zwischen Blut- und Gewebezellen statt, also die Hauptversorgung des Körpers. Voraussetzung für eine ausreichende Versorgung ist, dass die roten Blutkörperchen elastisch und frei sind und nicht wie Geldrollen aneinander kleben und deshalb ihre Aufgaben nicht richtig erfüllen können. Das kann Ihr Arzt unter anderem bei der so genannten Dunkelfeldmikroskopie sehen.

Die roten Blutkörperchen sind im Durchmesser doppelt so groß wie die feinen Haargefäße, die Kapillaren.

Bei den „normalen" Blutwerten sollte bei der Interpretation auf den Trend in eine bestimmte Richtung geachtet werden. Ist alles in der Norm, was auf der Skala zwischen 5,0 und 10,0 liegt, bedeutet das, dass ein Wert von 5,1 ebenso wie ein Wert von 9,9 als normal gilt. 4,9 wäre zu wenig und wird durch ein Minuszeichen gekennzeichnet. 10,1 würde ein Pluszeichen erhalten, und Ihr Arzt würde Ihnen sagen, dass der Wert zu hoch sei und dass Sie etwas dagegen unternehmen sollten. Er würde Ihnen eine entsprechende Therapie empfehlen.

Ihr Blut ist der Spiegel Ihrer Gesundheit

Im Blut kann der Arzt nicht nur die aktuelle Stoffwechsellage, Abwehrkraft und Vitalität eines Menschen erkennen. Er erhält auch ein Bild von Ihrer Persönlichkeit. Der Mensch ist eine Einheit aus Körper, Seele und Geist. Liegt auf einer dieser Ebenen eine Störung vor, so werden automatisch die anderen beiden Ebenen mit betroffen und auch gestört.

Ihre Blutwerte verraten auch, wie es um Ihre Gesundheit steht.

Hierzu einige Beispiele: Eisen bedeutet Stabilität. Ein Mensch mit Eisenmangel fühlt sich schwach, instabil. Er ist blass, infektanfällig und hat wenig Durchsetzungsvermögen. Hat ein Mensch viel Eisen im Blut, so ist er vital und voller Ideen, die er auch verwirklicht. Cholesterin bedeutet Selbstschutz. Ein hoher HDL-Wert bedeutet einen guten Schutz, ein hoher LDL-Wert bedeutet einen schlechten Schutz. Ein Mensch mit einem niedrigen HDL-Wert hat wenig positive Einflüsse in seiner näheren Umgebung, er sollte seine Lebenssituation verändern. Wird dieser Mensch darauf angesprochen, weiß er meistens immer, dass er etwas ändern muss.

Monozyten stehen für das Selbstwertgefühl. Eine niedrige Monozytenzahl bedeutet, dass der Mensch sich selbst nicht so wichtig ist. Viele Monozyten sprechen für ein gesundes Selbstwertgefühl, erhöhte Werte allerdings bedeuten Selbstüberschätzung. Man findet hier oft einsame, aber erfolgreiche Einzelkämpfer. Leberwerte zeigen die Fähigkeit der Problembewältigung und -verarbeitung. Gute Leberwerte bedeuten, dass Probleme aus Vergangenheit und Gegenwart gut verarbeitet werden. Schlechte Leberwerte zeigen eine mangelnde Anerkennung und dass der Mensch unzufrieden mit seiner Lebenssituation ist und sich oft auch übergangen fühlt.

Der MCH-Wert gibt Auskunft über den Eisengehalt in einem roten Blutkörperchen. Ein erhöhter MCH-Wert bedeutet, dass die roten Blutkörperchen viel Eisen enthalten, sie sind deshalb schwer und fließen träge. Wenn der MCH-Wert niedrig ist, fließt das Blut zu schnell, alles ist zu rasch und hektisch, die Wahrnehmung ist gestört. Diese Menschen erkennt man daran, dass sie kaum noch mitbekommen, was um sie herum passiert.

Gehen Sie alle zwei Jahre zum Blut-TÜV

Eine gründliche Untersuchung des Blutes umfasst die Ermittlung von etwa fünfzig verschiedenen Werten und ermöglicht oft die objektive Erkennung einer Krankheit. Sie gibt Auskunft über die augenblickliche Stoffwechsellage und die Schwere einer Erkrankung. Darüberhinaus bietet sie eine objektive Verlaufskontrolle des Genesungsprozesses im stofflichen und seelischen Bereich und ist die Basis einer effektiven Therapie.

Von Zeit zu Zeit sollten Sie ein Blutbild anfertigen lassen, wie ich es auch bei meinen Patienten mache. Ihr Blut wird dann unter anderem auch auf Vitamine, Mineralstoffe und Aminosäuren untersucht, deren Gehalt im Blut viel über Ihre Leistungsfähigkeit aussagen kann. Ein solches Blutbild können Sie im Grunde bei jedem Arzt anfertigen lassen. Gehen Sie einfach mit der nachfolgenden Tabelle zu Ihrem Hausarzt und bitten Sie Ihn, die aufgeführten Werte zu untersuchen. Eventuell muss er sich erst einmal erkundigen, welches Labor eine so detaillierte Untersuchung durchführt. Vielleicht muss er auch nachschlagen, wie viel Blut er Ihnen zur Ermittlung der einzelnen Werte abnehmen muss. Bis Sie dann Ihre kompletten Werte bekommen, kann es einige Zeit dauern; bis zu eineinhalb Wochen müssen Sie dabei einplanen.

In der Tabelle auf den nächsten Seiten finden Sie die Werte für Gesunde, die ich meinen Patienten empfehle. Diese Werte sollte Ihr Blut normalerweise aufweisen. In der dritten Spalte finden Sie Platz, wo Sie Ihre eigenen Blutwerte eintragen können und auf einen Blick sehen können, ob sie gut oder schlecht sind.

„Normale" Werte sind nicht immer gesund

Nehmen Sie sich in Acht vor der Aussage „Ihre Werte liegen absolut im normalen Bereich". Das heißt noch lange nicht, dass Sie auch wirklich absolut gesund und leistungsfähig sind. Diese Eckdaten, die Ihnen vom Labor angegeben werden, wurden nach vielen Tausend Blutuntersuchungen als Rahmendaten festgelegt. Da unter diesen vielen Menschen, die sich untersuchen ließen, natürlich auch viele Kranke waren und die Werte ein statistischer Mittelwert sind, haben Sie, selbst wenn Sie in allen Bereichen an den obersten Grenzen liegen, keinesfalls Top-Werte. Aus diesem Grund finden Sie hier die Werte, die ich meinen Patienten empfehle. Wenn Sie sich danach richten, werden Sie wirklich gesund und leistungsfähig sein.

Stoff	Diese Werte empfehle ich	Ihre Werte	Eigenschaft des Stoffes
Blei	unter 0,05 mg/l		Schwermetall, giftig für Nerven und Knochen. Enthalten in unseren heutigen Nahrungsmitteln, leider insbesondere im Fisch.
Blutzucker im Serum	unter 100 mg/dl		Nötig zur Bereitstellung schnell verfügbarer Energien, das Hirn arbeitet ausschließlich auf Zuckerbasis (den der Körper aber selbst herstellen kann). Bei Erhöhung über längere Zeit: frühzeitige Arteriosklerose.
Cadmium	unter 0,02 mg/l		Giftig für die Nieren. Besonders im Tabak enthalten.
Cholesterin	unter 150 mg/dl		Molekulares Grundgerüst vieler Hormone, Bestandteil jeder Zellwand. Erhöhung ist ein gravierender Grund für Arteriosklerose und Herzinfarkt. Faustregel: je niedriger, desto besser.
Chrom	0,20 bis 1,0 mg/l		Bestandteil des Glucose-Toleranz-Faktors. Chrom in der richtigen Menge erhöht die Fettverbrennung um den Faktor 4.
Cortisol	unter 150 ng/ml		Hauptstresshormon im menschlichen Körper. Schon ein gering erhöhter Spiegel zerstört den Körper, z. B. das Immunsystem, die Knochen etc. durch seine abbauende Wirkung.
Eisen	Männer: 1,1 bis 1,5 mg/l Frauen: 1,0 bis 1,43 mg/l		Entscheidend für die Blutbildung, für die Zellatmung, für die Energieproduktion in der Zelle. Wesentlich für die menschliche Ausdauer- und Leistungskapazität. Ein zu hoher Eisenspiegel bedeutet oxidativen Stress für die Gefäßwand. Ein niedriger Eisenspiegel ist die häufigste Ursache für Anämie, also niedrige Hämoglobinwerte.
Erythrozyten (rote Blutkörperchen)	Männer: über 5,5 Mio/µl Frauen: über 5,5 Mio/µl		Transportieren den Sauerstoff mithilfe des Hämoglobins.

Stoff	Diese Werte empfehle ich	Ihre Werte	Eigenschaft des Stoffes
Ferritin	Männer: 120 ng/ml Frauen: ab 50 ng/ml		Eisenspeicher im Blut, Spiegel der Eisenreserven, Maß für die Sauerstoffversorgung der Muskulatur, auch des Herzens, bei physischer und psychischer Anstrengung häufig zu niedrig.
Folsäure	25 ng/ml		B-Vitamin, reguliert die Zellteilung, wichtig für die Gewebe- und Blutbildung, verhindert Arteriosklerose durch den Abbau des eigenen Risikofaktors Homocystein.
Gamma-GT	unter 10 U/l		Empfindlichster Leberparameter, schnelle Erhöhung bei Leberbelastung (z. B. nach 3 Gläsern Bier, Antibaby-Pille), sollte zeitweilig im Normbereich liegen als „Urlaub" für die Leber. Bei Erhöhung ohne Diätfehler weitere Leberdiagnostik notwendig.
Gesamteiweiß*	über 7,70 g/dl		Maßstab für den wichtigsten Bestandteil der lebenden Substanz. Baustein für wichtige Enzyme und Hormone, Transporteur nichtwasserlöslicher Substanzen im Blut. Faustregel: je höher, desto besser. Meinen Patienten empfehle ich einen Spiegel von 8, 6 g/dl.
Hämoglobin*	Männer: über 16 g/dl Frauen: über 14 g/dl		Maß der Sauerstofftransportkapazität: je höher, desto besser. Bei Sportlern physiologisch erhöht. Erhöhung ist ein erwünschter Effekt des Höhentrainings, pathologisch erhöht bei inneren Erkrankungen. Vermindert meist bei Eisenmangel, seltener bei Vitamin-B_{12} oder Folsäure-Mangel.
Harnsäure	unter 5,00 mg/dl		Gichtparameter, bei Erhöhung Gefahr von Gichtanfällen, Nierenerkrankungen.
* = „Frohwerte": Diese Stoffe machen Sie fit und leistungsfähig.			

Stoff	Diese Werte empfehle ich	Ihre Werte	Eigenschaft des Stoffes
HDL	Männer: über 50 mg/dl Frauen: über 60 mg/dl		Unterfraktion des Cholesterins, schützt vor Herzinfarkt, darum: je höher, desto besser. HDL steht für high-density lipoprotein.
Histidin	60 bis 114 mmol/l		Wird zum Aufbau des Sauerstoff übertragenden roten Blutfarbstoffes benötigt. Das heißt: je mehr, desto leistungsfähiger ist der Mensch sowohl körperlich wie mental. Reguliert Zellwachstum und die Regeneration, also Erneuerung der Zellen. Wird in den Zellkraftwerken, den Mitochondrien, zur Sauerstoffübertragung und damit zur Kraftentfaltung benötigt. Biologischer Rückenwind!
Isoleucin	58 bis 80 mmol/l		Wesentlich für muskuläre Ausdauer, gleichzeitig gehirnaktive Aminosäuren, bilden Neurotransmitter (so wie Tryptophan und Phenylalanin).
Kalium	19 bis 195 mg/l		Das Leistungsmineral für muskuläre Kontraktionskraft, besonders des Herzens. Mangel führt zu Schwäche der Muskulatur, zu allgemeiner Unlust bis zur Apathie. Der richtige Kalium-Spiegel senkt den Blutdruck und wirkt entspannend.
Kalzium	95 bis 110 mg/l		Steuerung der Muskelkontraktion, der Blutgerinnung, nötig für den Knochenaufbau. Reguliert die neuromuskuläre Erregbarkeit, wird deshalb „schnelles“ Stress-Salz genannt.

Stoff	Diese Werte empfehle ich	Ihre Werte	Eigenschaft des Stoffes
Kupfer	Männer: 0,9 bis 1,4 mg/l Frauen: 1,0 bis 1,5 mg/l		Wichtig für die Zellatmung, also Sauerstoffversorgung der Mitochondrien. Aufbau von Blut, auch von Bindegewebe (Achillessehne). Wichtig für die Blutbildung, Bestandteil eines wesentlichen antioxidativen Enzyms (SOD), welches die Lebensdauer jeder einzelnen Körperzelle bestimmt. Bei verstärkter Abwehr, also kämpfendem Immunsystem, steigt der Kupferwert an.
LDL	unter 130 mg/dl		Unterfraktion des Cholesterins, provoziert Arteriosklerose und Herzinfarkt, darum: je niedriger, desto besser. LDL steht für low-density lipoprotein.
Leucin	111 bis 149 mmol/l		Wesentlich für muskuläre Ausdauer, zur körperlichen Ausdauerleistungsfähigkeit.
Leukozyten	3,50 bis 9 Tsd./µl		Infektionspolizei, bei Erhöhung: z. B. schwelender Infekt oder Stress-Situation.
Lipo- protein(a)1	bis 30 mg/dl		Genetisches Risiko zur Erkrankung an Arteriosklerose – nicht beeinflussbar. Bei Erhöhung dieses Parameters Rauchen einstellen und besonders herzgesund leben.
Lysin	139 bis 201 mmol/l		Stimuliert das Wachstumshormon, den physiologischen Jungbrunnen. Ist die wichtigste, da limitierende Aminosäure im pflanzlichen Eiweiß. Ist Teil des Carnitins, das Fett in die Zelle einschleust und damit Fettverbrennung überhaupt ermöglicht. Stimuliert die Abwehr.

Stoff	Diese Werte empfehle ich	Ihre Werte	Eigenschaft des Stoffes
Magnesium*	22 bis 25 mg/l		Das Salz der inneren Ruhe und der Belastbarkeit. Bestimmt die Anzahl der Kraftwerke (Mitochondrien) in der Zelle. Stellt Blutgefäße weit, ermöglicht optimale Sauerstoffversorgung des Körpers. Magnesium verhindert Gefäßspastik, also Angina pectoris, Migräne, Tinnitus. Magnesiummangel bedeutet typischerweise Müdigkeit, Leistungsschwäche, Schlafstörung (nicht abschalten können). Magnesiummangel ruft Blutarmut hervor, da die Lebensdauer der roten Blutkörperchen verkürzt wird. 90 % der Herzinfarktpatienten haben zu wenig Magnesium.
Mangan	0,02 bis 0,20 mg/l		Wesentlicher Bestandteil von antioxidativen Enzymen in der Zelle. Hält jede Körperzelle länger jung durch Schutz der Telomere (Endstücke der Chromosomen).
Methionin	25 bis 33 mmol/l		Ausgangspunkt für jeglichen Eiweißaufbau. Bestandteil des Carnitins, welches Fett in die Zelle transportiert, wo es dann verbrannt wird. Wichtig für die Abwehrfunktion (Phagozytosefähigkeit) der Killerzellen im Blut. Bei Mangel Hinweis auf erhöhten Verbrauch des Körpers (Methylierung) und damit Hinweis auf mögliche Autoimmunerkrankung, erhöhtes Krebsrisiko etc.
Natrium	3.200 bis 3.330 mg/l		Stabilisiert den Kreislauf (Kochsalz), aktiviert Enzyme.
* = „Frohwerte": Diese Stoffe machen Sie fit und leistungsfähig.			

Stoff	Diese Werte empfehle ich	Ihre Werte	Eigenschaft des Stoffes
Phenylalanin	51 bis 61 mmol/l		Ausgangssubstanz für Glückshormone wie Noradrenalin, ACTH und Endorphine. Wesentlich für die Stimmung des Menschen.
Phosphor	125 bis 155 mg/l		Wesentlich zur Speicherung und Produktion der Energie in der Zelle. Wird im Sport eingesetzt, um die Ausdauerleistung – geistig wie körperlich – zu erhöhen. Niedriger Phosphorspiegel bedeutet Müdigkeit, Schwäche, fehlende Konzentration. Wichtig für Knochenaufbau und Zellmembranstabilisierung.
Selen	150 bis 170 µg/l		Spurenelement, unverzichtbar für innere Dynamik, Antioxidans in der Zelle. Senkt – wissenschaftlich eindeutig nachgewiesen – das Krebsrisiko.
Silizium	0,05 bis 0,20 mg/l		Bestandteil des Bindegewebes. Unabdingbar für Aufbau von Zähnen, stabilen Knochen, Gelenkknorpeln(!), Sehnen, also der Strukturen, die durch Bewegung belastet werden. Wichtig für kräftige Fingernägel.
T3 T4	über 3,5 ng/ml über 1,4 µg/dl		Regulieren die Schilddrüsenaktivität, fördern den „Zündfunken" für die Fettverbrennung in der Zelle.
Taurin	54 bis 94 mmol/l		Verbessert die Fettverbrennung um den Faktor 4. Entgiftet die Leber bei toxischer Überlastung (z. B. Alkohol). Blockt unangenehme Koffein-Nebenwirkung ab, d. h. beruhigt den Puls.

Stoff	Diese Werte empfehle ich	Ihre Werte	Eigenschaft des Stoffes
Testosteron	20 bis 29 J.: bis 47 pg/ml 30 bis 39 J.: bis 39 pg/ml 40 bis 49 J.: bis 33 pg/ml 50 bis 59 J.: bis 31 pg/ml 60 bis 69 J.: bis 26 pg/ml über 70 J.: bis 25 pg/ml		Männliches Keimdrüsenhormon, aber auch im weiblichen Hormonhaushalt unentbehrlich. Steht für inneren Impetus, Dynamik, „Pepp“.
Threonin	120 bis 188 mmol/l		Schlüsselsubstanz für die Herstellung des Endothel-Relaxing-Faktors, also wesentlich für die Weiterstellung der Blutgefäße und damit für die Durchblutung des Körpers, des Herzens, des Gehirns. Ein Mangel bedeutet fast immer eng gestellte Blutgefäße, Müdigkeit bis hin zu Herzbeschwerden.
Triglyzeride	unter 100 mg/dl		Erhöhung meistens durch Diätfehler, schnelle Normalisierung möglich. Seltener erhöht durch Stoffwechselerkrankungen.
Tryptophan	37 bis 56 mmol/l		Ausgangssubstanz für Serotonin, das Chefhormon. Hormon der inneren Ruhe, der Ausgeglichenheit, des Glückes. Stressregulator. Bei Mangel Entwicklung von Depressionen bis hin zu Psychosen. Typischerweise vermindert bei überforderter Abwehr des Körpers (z. B. bei Aids oder Rheuma). Schlüsselsubstanz für die Herstellung von Melatonin, dem hoch potenten Antioxidans und hormonellen Jungbrunnen.

Stoff	Diese Werte empfehle ich	Ihre Werte	Eigenschaft des Stoffes
TSH	um 1 µU/ml		Schlüsselsubstanz für die Herstellung von Melatonin, eines hoch potenten Antioxidans, reguliert die Schilddrüsenaktivität, fördert den „Zündfunken" für die Fettverbrennung in der Zelle.
Valin	207 bis 277 mmol/l		Wichtig zum Aufbau eines aktiven Immunsystems.
Vitamin E	um 30 µg/l		Verringert Krebsrisiko. Antioxidans an der Zellmembran, schützt nachweislich und entscheidend vor Arteriosklerose, lebensverlängernde Wirkung im Tierversuch bereits nachgewiesen (Band-3-Proteine).
Zink	1,2 bis 1,7 mg/l		Der entscheidende Faktor für den Aufbau körperlichen Eiweißes. Ist damit wesentlich für ein kompetentes Immunsystem. Entscheidend für die Neubildung von Haar, Fingernägeln und Haut. Der gesamte Steroid-Hormonhaushalt ist zinkabhängig. Zink regelt den Testosteronspiegel, also die innere Power und damit die sexuelle Aktivität des Mannes. Zink bestimmt das Körperwachstum, Zinkmangel lässt die Menschen klein bleiben. Wunderwaffe gegen Hautkrankheiten wie Ekzeme, Neurodermitis etc.

Index:

1 g	=	1.000 mg (Milligramm)
1 mg	=	1.000 µg (Mikrogramm
1 µg	=	1.000 ng (Nanogramm)
1 l	=	10 dl (Deziliter)
1 dl	=	100 ml (Milliliter)
1 ml	=	1.000 µl (Mikroliter)

Vitalstoffe – Der Motor Ihres Lebens

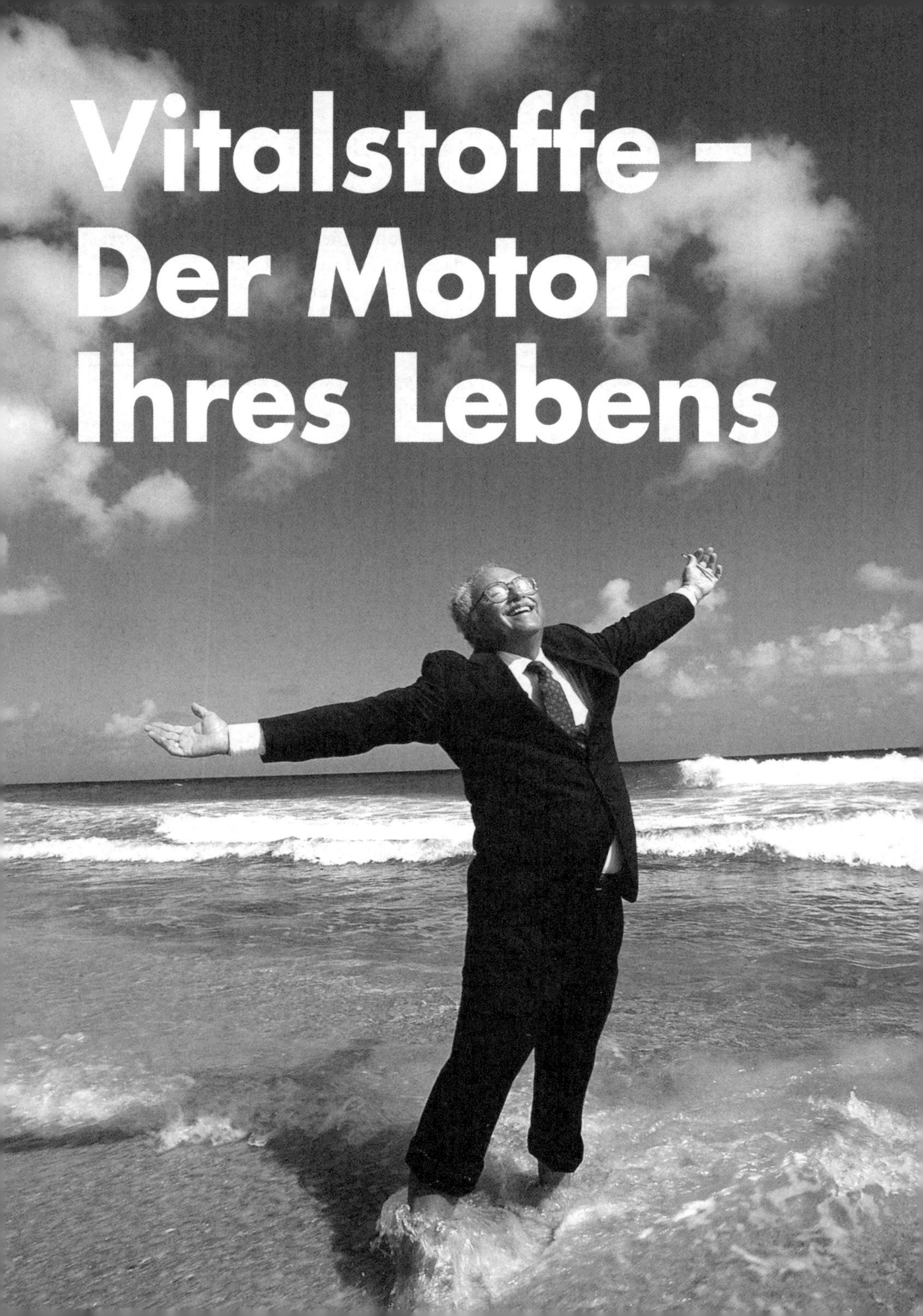

Viele Studien haben mittlerweile den Erfolg einer gesunden Ernährung untersucht. Besonders die die Nurses-Health-Studie, an der 80.000 Krankenschwestern teilnahmen, und die Health Professionals Follow-Up-Studie, bei der 44.000 Ärzte über einen langen Zeitraum medizinisch beobachtet wurden, brachten Ergebnisse, die sich sehen lassen können:

Menschen, die viel Obst und Gemüse frisch mit hohem Vitamingehalt essen, senken ihr Herzinfarktrisiko deutlich.

Menschen, die sich von einfachen Kohlenhydraten wie Weißmehl, von viel Getreide und Kartoffeln ernähren, haben durch diese Lebensmittel erhöhte Blutfettwerte und gleichzeitig einen gesenkten HDL-Cholesterinwert. Dies führt zu einem deutlich erhöhten Herzinfarkt-Risiko.

Menschen, die jeden Tag nur 10 Gramm Ballaststoffe mehr essen, senken ihr Herzinfarkt-Risiko um 19 %. Ballaststoffe finden Sie zum Beispiel in Vollkornprodukten, aber auch in Obst und Gemüse.

Der Verzehr von Vollkornprodukten senkt aber auch das Risiko, einen Diabetes Typ 2 zu entwickeln.

Viel pflanzliches Eiweiß in der Nahrung bringt ein um 25 % niedrigeres Risiko, Herzkrankheiten zu entwickeln.

Lesen Sie auf den folgenden Seiten, wie Sie sich eine gesundheitsfördernde Ernährung zusammenstellen.

Aminosäuren sind die Bausteine Ihres Lebens

Aminosäuren behandeln wir im Vergleich zu Vitaminen und Spurenelementen meist stiefmütterlich – sie sind einfach nicht so selbstverständlich in unserem Bewusstsein verankert wie die Vitamine. Dabei sind Aminosäuren die eigentlichen Bausteine des Lebens, sie werden aber sehr häufig dem Körper nicht in genügender Menge zur Verfügung gestellt.

Aminosäuren sind die Bausteine für Eiweiß, das neben Kohlenhydraten und Fetten zu unseren Energiequellen zählt. Die Aminosäuren sind Hauptbestandteile der Muskeln, der Haut, der Botenstoffe im Gehirn, eines Großteils der Hormone, der Verdauungsenzyme und nicht zuletzt der Immunglobuline, die für die Abwehr von Infekten zuständig sind.

Ihr ganzer Körper besteht aus nur 20 Aminosäuren – ohne diese gibt es kein Leben.

Die Aminosäuren unterscheiden sich von den anderen beiden Energiequellen unseres Körpers durch den Stickstoff. Bei der Energiegewinnung werden die Aminosäuren zu Kohlendioxid und Wasser umgewandelt. Dabei wird Stickstoff freigesetzt. Dieser wird für die Synthese anderer stickstoffhaltiger Verbindungen, wie z. B. neue Aminosäurenmoleküle oder DNS (Desoxiribonukleinsäure) und RNS (Ribonukleinsäure), verwendet. Überschüssiger Stickstoff wird in Form von Ammoniak und letztendlich als Harnstoff entsorgt. Zudem sind Aminosäuren auch eine Notreserve für schlechte Zeiten. Sie werden in längeren Hungerphasen in der Leber in Zucker umgewandelt und liefern daher kontinuierlich Glukose.

Nicht alle Aminosäuren kann Ihr Körper selbst herstellen

Von den 20 Aminosäuren kann der Körper acht nicht selbst herstellen. Sie werden als essentielle Aminosäuren bezeichnet und müssen mit der Nahrung bzw. mit einer Nahrungsmittelergänzung zugeführt werden.

Zu den essentiellen Aminosäuren zählen:

- Isoleucin
- Leucin
- Lysin
- Methionin
- Phenylalanin
- Threonin
- Tryptophan
- Valin

Achten Sie darauf, dass Ihr Körper alle essentiellen Aminosäuren über eine eiweißreiche Ernährung aufnehmen kann.

Die restlichen 12 Aminosäuren sind nicht-essentielle Aminosäuren, die in der Leber aus den essentiellen Aminosäuren synthetisiert werden. Allerdings werden die beiden nicht-essentiellen Aminosäuren Arginin und Histidin häufig auch als essentielle Aminosäuren bezeichnet, denn im Kindesalter und in den späteren Lebensjahren hat der Körper nicht die Fähigkeit, diese beiden aufzubauen.

Somit zählen zu den nicht-essentiellen Aminosäuren:

- Alanin
- Glyzin
- Serin
- Tyrosin
- Prolin
- Cystein
- Asparagin
- Asparaginsäure
- Glutaminsäure
- Glutamin

In Fleisch, Fisch, Obst, Gemüse, Getreide- und Milchprodukten sind Aminosäuren in den darin vorkommenden Proteinen enthalten. Sie finden die Mengen in der Tabelle auf der nächsten Seite.

Lassen Sie auch Ihre Aminosäuren regelmäßig untersuchen

Ohne Aminosäuren sinkt Ihre Leistungsfähigkeit.

Wenn Sie Ihr Blut auf bestimmte Aminosäuren regelmäßig untersuchen lassen, können Sie Ihre Leistungsfähigkeit positiv beeinflussen. In diesem Buch und der hier anschließenden Tabelle finden Sie aufgelistet, mit welchen Nahrungsmitteln Sie Ihren Tagesbedarf an Aminosäuren aufnehmen. Meinen Patienten empfehle ich zusätzlich das Eiweißpräparat „Aminosäuren 100 % essentiell nach Dr. Spitzbart“ (siehe S. 118).

Diese Aminosäuren bringen Ihren Organismus in Schwung

	Art	Wirkung	Ausgangsstoff für
Lysin	essentielle Aminosäure	Kraft, Ausdauer, jugendliche Energie, Fettverbrennung	HGH (menschliches Wach tumshormon)
Arginin	teilweise essentielle Aminosäure	Muskelaufbau, Kraft, Ausdauer, Jugend, Wundheilung, Senkung von Cholesterin und Blutdruck	HGH, Insulin (Blutzucker) Hämoglobin (Blutfarbstoff
Glutaminsäure	nicht-essentielle Aminosäure	Entgiftung, Verbesserung von Gedächtnis- und Konzentrationsleistungen	Glutamin (immunstärkend, muskelaufbauend)
Glutamin	nicht-essentielle Aminosäure	stärkt das Immunsystem, Muskelaufbau	Muskelproteine
Histidin	teilweise essentielle Aminosäure	körperliche und geistige Fitness, Senkung des Blutdrucks	Histamin
Methionin	essentielle Aminosäure	Fettverbrennung, körperliche und geistige Leistungssteigerung, Entgiftung	Taurin
Leucin	essentielle Aminosäure	Muskelaufbau, Ausdauer, Immunabwehr	Muskelprotein
Isoleucin	essentielle Aminosäure	Muskelkraft, Wundheilung, Denkgeschwindigkeit	Muskelprotein
Valin	essentielle Aminosäure	Aufbau des Immunsystems, Muskelaufbau	Muskelprotein, Nerveneiwe
Taurin	Aminosäure-Derivat	Energiequelle, gut für Herz und Gefäße, schöne Haut, Haare und Nägel	Hormone
Phenylalanin	essentielle Aminosäure	Kreativität, positive Grundstimmung, Motivation	ACTH (Kreativität), Beta-Endorphin (Rauschmittel), Noradrenalin (Glücksgefüh
Tryptophan	essentielle Aminosäure	steigert Stresstoleranz, wirkt antidepressiv	Serotonin (Chefhormon), Vitamin B_3, Melatonin

Enthalten in	Zeichen von Unterversorgung	Kann der Körper selbst herstellen	So decken Sie Ihren Tagesbedarf
Getreideprodukte (Müsli, Haferflo-cken, Vollkornbrot)	vorzeitige Alterserschei-nungen, Appetitlosigkeit, Blässe, Gewichtsverlust, Darmstörungen	nein	30 g Edamer, 80 g Spei-sequark (20 %), 60 g Kichererbsen, 40 g Lin-sen oder Sojabohnen
Erdnüsse, Hasel-nüsse, Mandeln, Linsen	vorzeitige Alterserschei-nungen, erhöhter Blut-druck	nicht im Kindes-alter, zunehmend weniger im Alter	100 g Haferflocken, 30 g Linsen, 50 g Gorgonzola, 20 g Erdnüsse
Weizen, Mais, Sojabohnen, Milch	nachlassende Merkfähig-keit, Übersäuerung	ja, aber nicht immer ausrei-chend	1 Scheibe Vollkornbrot
Käse, Haferflocken, Weizenkeime	Darmstörungen	ja	20 g Cashewnüsse, 10 g Camembert
grünes Blattgemüse	Beeinträchtigung des Proteinstoffwechsels	nein	60 g Parmesan, 100 g Mungobohnen, 70 g Prinzessbohnen
Bohnen, Knob-lauch, Zwiebeln, Käse, wilder Reis, Hirse	Ermüdungserscheinungen, nachlassende Gedächtnis-leistung	nein	100 g Linsen, 50 g Se-samkerne, 50 g Sonnen-blumenkerne
Weizenkleie, Lin-sen, Bohnen, Hafer	Muskelschwäche	nein	100 g Linsen/Roquefort /Erdnüsse
Nüsse, Samen	Muskelschwäche, lang-same Wundheilung	nein	5 g Parmesan, 2 Kartoffeln, 1 Scheibe Vollkornbrot
Naturreis, Pilze, Nüsse, Käse	allgemeiner Schwächezu-stand, Infektanfälligkeit	nein	100 g Sonnenblumen-kerne/Sojabohnen, Lin-sen, 70 g Gruyère
Ziegen- und Schafsmilch, Käse	Herzprobleme, erhöhter Blutdruck, Energielosig-keit	ja, in begrenzter Menge	20 g Gouda, 20 g Para-nüsse, 25 g Quark
tierische und pflanzliche Eiweiße	Depressionen, Angstzu-stände, niedrige Stresstole-ranz	nein	80 g Bohnen/Erbsen/ Linsen; 70 g Erdnüsse, 70 g Emmentaler
Naturreis, Linsen, Erdnüsse, Sesamsamen, Magerkäse	körperliche und geistige Schwäche, Verdauungs-probleme, Appetitlosigkeit	nein	3 Bananen, 100 g Parme-san, 200 g Mungoboh-nen/Sojabohnen

Mineralstoffe sind Ihr Schutzschild gegen Umweltgifte

Mineralstoffe sind neben Vitaminen die zweite große Gruppe, die Ihr Körper dringend braucht, um seine Aufgaben zu erfüllen. Aber nicht nur das: Mineralstoffe schützen Sie zudem vor Umweltgiften und bilden so ein biologisches Schutzschild.

Mineralstoffe sind lebensnotwendige Verbindungen des menschlichen Organismus, die wichtige Aufgaben als Bau- und Reglerstoffe erfüllen. Sie müssen Sie aber mit der Nahrung aufnehmen, da der menschliche Körper sie nicht selbst synthetisieren kann. In Abhängigkeit vom Tagesbedarf werden die Mineralstoffe in Mengenelemente und Spurenelemente unterteilt. Von den Mengenelementen – Natrium, Kalium, Kalzium, Magnesium, Chlorid, Phosphor – muss ein Erwachsener 100 mg und mehr pro Tag zu sich nehmen. Der Bedarf für die Spurenelemente – Eisen, Jod, Fluorid, Zink, Kupfer, Mangan, Selen, Chrom, Molybdän – liegt unter 100 mg pro Tag.

Den größten Mineralstoffgehalt finden Sie in Obst und Gemüse der Saison aus heimischer Produktion.

Mineralstoffe haben im Organismus verschiedene Funktionen. Als Ladungsträger (Elektrolyte) sorgen sie für die Regulation des Wasserhaushaltes, die Aufrechterhaltung konstanter Druckverhältnisse sowie für ein stabiles Säure-Base-Milieu im Blut und anderen Körperflüssigkeiten. Weiterhin dienen die Mineralstoffe als Bausteine von Knochen und Zähnen, sie aktivieren zahlreiche Biokatalysatoren (Enzyme), sind selbst Bestandteil einiger Enzyme und Hormone und sind an der Reizübertragung beteiligt.

Wenn Sie Ihrem Körper einzelne Mineralstoffe nicht in ausreichender Menge zuführen, treten typische Mangelerscheinungen wie zum Beispiel Herzklopfen, Nervosität, plötzlicher Haarausfall oder Allergien auf.

Mineralstoff-Unterversorgung ist nicht immer ernährungsbedingt

Ursachen eines Mineralstoffmangels lassen sich in zwei Gruppen einteilen:

1. ernährungsbedingte Ursachen:
- Unterernährung
- Fehlernährung
- Verlust der Mineralstoffe bei der Be- und Verarbeitung von Nahrungsmitteln

2. Physiologisch bedingte Ursachen:
- eingeschränkte Aufnahme (bestimmte Nahrungsbestandteile oder Medikamente)
- Störungen der Darmflora (Antibiotikatherapie, Abführmittel, Pilzbefall)
- erhöhter Bedarf (Wachstum, Stillzeit, Schwangerschaft, Krankheit)
- gesteigerter Verlust durch Erbrechen, starkes Schwitzen, Durchfall oder Krankheiten

Erst durch ein Blutbild wissen Sie, wo Sie einen Mangel haben – und können gezielt ergänzen.

Auf jeden Fall sollten Sie sich genau beobachten: Wenn die geschilderten Mangel-Symptome bei Ihnen auftreten, sollten Sie bei Ihrem Arzt ein erweitertes Blutbild machen lassen, bei dem auch der Mineralstoff-Gehalt des Blutes untersucht wird.

Folgende Stoffe sind dabei besonders wichtig

Eisen

Das Eisen ist der zentrale Bestandteil des Blutfarbstoffes Hämoglobin. Auch ist Eisen ein Bestandteil von Enzymen, die aus der Nahrung Energie gewinnen. Eisen ist in Eidotter und Fleisch enthalten. Sie sollten aber Ihrer Gesundheit zuliebe eher auf Amaranth zurückgreifen, eine Ur-Getreideart, die heute zum Standard-Sortiment eines guten Bioladens gehört.

Gerade Veganer leiden oft unter Eisenmangel – decken Sie Ihren Bedarf zum Beispiel mit Amaranth, einem eisenreichen Getreide.

Natrium und Kalium

Natrium und Kalium sind Salze, die den Flüssigkeitshaushalt des Körpers regeln. Gemeinsam sind Natrium und Kalium an der

Weiterleitung der Nervensignale und an Muskelkontraktionen beteiligt. Natrium ist vor allem in tierischen Lebensmitteln enthalten, aber auch Hauptbestandteil des Kochsalzes. Durch das Salzen von Speisen oder über gesalzene Lebensmittel wird im Alltag erheblich mehr Natrium aufgenommen als nötig. Kaliumreich sind alle pflanzlichen Nahrungsmittel wie Obst, Gemüse, Nüsse und Hülsenfrüchte.

Magnesium

Magnesium ist ein wichtiger Bestandteil von Enzymen des Energiestoffwechsels. Außerdem verhindert es die Ablagerung von Kalzium in Blutgefäßen. Magnesium war früher in vielen Nahrungsmitteln – besonders in pflanzlichen – enthalten. Reich an Magnesium waren grüne Gemüse (Magnesium ist Bestandteil des grünen Blattfarbstoffes Chlorophyll) und Vollkornprodukte. Durch Kunstdünger und sauren Regen sind unsere Böden heute so arm an Magnesium, dass Sportler, Schwangere und Menschen, die viel leisten müssen, Magnesium zusätzlich zu sich nehmen müssen. Ich empfehle das „Magnesium nach Dr. Spitzbart" (siehe S. 118) – aber bitte erst nach dem Essen einnehmen, da z. B. Fett und Kalzium in der Nahrung die Aufnahme von Magnesium verhindern.

Magnesium ist nicht nur gut für starke Nerven – es kann auch einen frischen Tinnitus wieder verschwinden lassen.

Kalzium

Das Kalzium wird im Körper zusammen mit dem Phosphat zur Bildung der Knochen gebraucht. Weitere Aufgaben des Kalziums liegen in der Erregung von Muskeln und Nerven sowie in der Unterstützung der Blutgerinnung. Die bedeutendsten Kalziumlieferanten sind die Milch und Produkte, die aus Milch hergestellt werden. Auch Mineralwasser enthält teilweise hohe Kalziummengen. Weiterhin ist Kalzium im Eidotter, in Fischen und in grünen Gemüsesorten enthalten.

Phosphat

Phosphat ist neben Kalzium der zweite Bestandteil der Knochen. Darüber hinaus ist Phosphat ein wichtiger Teil der DNS (Desoxiribonukleinsäure) und zahlreicher Enzyme. Besonders phosphatreich sind Wurstwaren und Fleisch. Natürlicherweise kommt Phosphat häufig in Milch und Hülsenfrüchten vor.

Jod

Jod ist Bestandteil von zwei Schilddrüsenhormonen, die den Energieverbrauch des Körpers steuern. Es ist in der Nahrung nur in wenigen Lebensmitteln in größerer Menge enthalten. Dies sind vor allem Seefische. Inzwischen ist Jod aber durch jodiertes Speisesalz vielen Lebensmitteln zugesetzt.

Besonders leicht können Sie Ihren Bedarf auch mit jodhaltigem Salz beim Nachwürzen decken.

Selen

Selen ist Bestandteil eines Enzyms, das im Körper Fettsäuren vor der Oxidation durch Radikale schützt. Der Selengehalt des Bodens variiert sehr stark von Region zu Region. Dadurch schwankt auch die Menge an Selen, die in Getreide und Fleisch enthalten ist. Gute Selenlieferanten sind Fleisch, Nüsse sowie Getreide.

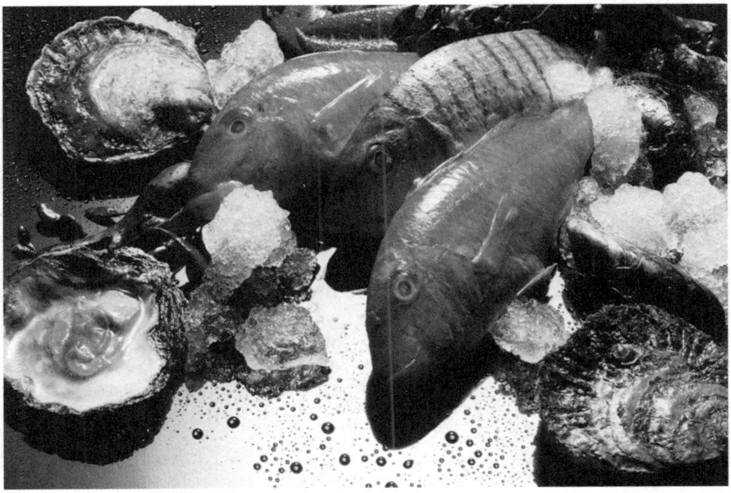

Die wichtigsten Mineralstoffe (Spurenelemente)

	Wirkung	Ausgangsstoff für	enthalten in
Chrom	geistige Fitness, positiver Einfluss auf Fett- und Zuckerstoffwechsel		Vollkorngetreide, Sparg Samen, Nüsse, Naturre Bierhefe
Eisen	Blutbildung, Abwehrkraft, geistige Frische	Hämoglobin (roter Blutfarbstoff)	Amaranth, Sauerkraut, bissamen, Hülsenfrücht
Jod	Antriebskraft, Leistungssteigerung, Fettverbrennung	Thyroxin (Schilddrüsenhormon)	Algen, Meersalz, Isländisch Moos
Kalium	Senkung des Blutdrucks, Säureregulierung im Blut	Verdauungssäfte im Magen-Darm-Trakt	frisches Gemüse, Obst, Nüsse
Kalzium	gute Nerven, ruhiger Schlaf, starke Knochen, gesunde Zähne, schnelle Wundheilung	Blutgerinnung	Milch, Käse, Nüsse, Ko Spinat, Fenchel, Linsen
Kupfer	Immunstärkung, stabile Knochen, Energielieferant	Hämoglobin, „Glückshormone“	Naturreis, grünes Blattg müse, Trockenobst, Nü
Lithium	Ausgeglichenheit, gute Nerven, Wundheilung	weiße Blutkörperchen, Blutplättchen	hartes Wasser, Heilerde
Magnesium	innere Ruhe, entspannte Muskeln, gesundes Herz, gut für Eiweißstoffwechsel	verschiedene Enzyme des Kohlenhydrat- und Proteinstoffwechsels	Vollkorngetreide, Kürbi samen, Mandeln, Nüsse
Mangan	starke Knochen, gesundes Herz, Steigerung der Gedächtnisleistung, Energie	Schilddrüsenhormone, Produktion von Nukleinsäuren	Müsli, Vollkornprodukt grünes Gemüse, Linsen
Molybdän	Steigerung der Stresstoleranz	Cortisol (Hormon)	Vollkornprodukte, Hüls früchte, Naturreis
Natrium	Einfluss auf Wasser- und Elektrolythaushalt		Kochsalz, Meersalz
Phosphor	positive Stimmung, gesunde Knochen	Nukleinsäuren	Milch, Sojabohnen, Artischocken, Pilze
Selen	Schutz vor Umweltgiften, verstärkte Wirkung von Vitamin E, gute Wundheilung, Konzentration		Sojabohnen, Vollkorngetreide, Knoblauch, Pilze
Zink	Motivation, optimales Immunsystem, Potenz und Libido	Proteine, Testosteron, Enzyme	Vollkornprodukte, Nüsse, Erbsen, Bohnen Milchprodukte

* Vorsicht: Überdosierung schadet!

eichen von Unterversorgung	Tagesbedarf	enthalten in
üdigkeit, Konzentrationsstörungen, ewichtszunahme, schwache Nerven	100 μmol	3 Bierhefe-Tabletten, 1 Scheibe Vollkornbrot
lutarmut, Konzentrationsprobleme, rmüdungserscheinungen, Vergesslichkeit	10 mg	100 g Amaranth, 400 g Spinat, 200 g Pfifferlinge
ewichtszunahme, verminderte eistungsfähigkeit, Schlafstörungen, älteempfindlichkeit	0,2 mg	1 g Kombu-Algen, 6 Tabletten Spirulina (Apotheke)
luskelkrämpfe, allgemeine Schwäche-stände, Herzrhythmusstörungen	3 bis 4 g	400 g Kartoffeln, 400 g Spinat, 500 g Pfifferlinge, 400 g Pastinaken
luskelkrämpfe, Herzklopfen, Schlafstö-ngen, Knochenbrüche, Taubheit in rmen und Beinen	800 bis 1.200 mg*	1 l Buttermilch, 400 g Grünkohl, 90 g Edelpilze, Käse
lutarmut, Appetitlosigkeit, Verlust der eschmacksempfindung, Antriebslosigkeit	3 mg*	60 g Kakao, 100 g Cashewnüsse, 100 g Prinzessbohnen
nruhe, psychische Angeschlagenheit, ervosität	0,01 bis 0,1 mg/dl*	normales Leitungswasser
luskelkrämpfe, vermehrtes Schwitzen, erz-Kreislauf-Probleme, Ohrensausen, ligräne, Durchfall	300 bis 600 mg	200 g Spinat, 3 Bananen, 100 g Sesam, 100 g Sonnenblumenkerne
hrgeräusche, mangelnde Libido, schlech-r Haarwuchs, Gewichtsverlust, trockene aut	4,5 mg	100 g Haselnüsse, 80 g Hafer-flocken, 4 Tassen schwarzer Tee
ier nach Süßem, Kopfschmerzen, Müdig-eit, Depressionen, Konzentrationsprobleme	0,2 mg	80 g Sonnenblumenkerne, 100 g Sojabohnen, 80 g Weizenkeime
urchfall, Erbrechen, Bewusstseins-übung	2 bis 3 g*	200 g Cornflakes, 100 g Romadur
üchige Knochen, psychische Störungen, ahnverfall, Nervosität, Wachstumsstörungen	800 mg bis 1,2 g*	100 g Kakao, 200 g Bohnen, 180 g Linsen
farktanfälligkeit, Herzbeschwerden, aarausfall, Blässe, frühes Altern, geistige rägheit	20 bis 100 μm	100 g Naturreis, 100 g Weizen, 100 g Kohlrabi, 100 g Petersilie
lüdigkeit, Infektanfälligkeit, Haarausfall, autprobleme, Menstruationsbeschwer-en, Potenzstörungen*	10 bis 20 mg	500 g Vollkornbrot, 100 g Weizen-keime, 190 g getrocknete Pfiffer-linge

Obst und Gemüse bringen Ihren Körper auf Hochtouren

Sie fühlen sich öfter schlapp und müde? Wenn Sie und Ihr Arzt keine organische Ursache feststellen können, könnte Ihre Abgeschlagenheit an Ihrer Ernährung liegen. Statt der täglichen Ration Fastfood sollten Sie Ihrem Körper frische, vitaminreiche Kost zuführen. Denn er benötigt diese Stoffe für viele Prozesse, die im Körper ablaufen, vor allem für ein reibungsloses Funktionieren des Stoffwechsels.

Bei der Auswahl von Nahrungsmitteln sollten Sie nicht ausschließlich auf den Vitamingehalt achten. Leber beispielsweise ist äußerst vitaminhaltig, kann aber auch extrem schadstoffbelastet sein.

Wie die Mineralien und Spurenelemente sind auch die Vitamine lebensnotwendige Substanzen, die der Körper nicht selbstständig bilden kann und die ihm deshalb ständig zugeführt werden müssen. Verschiedene Vitamine übernehmen jeweils spezielle Funktionen im Organismus. So beeinflussen sie z. B. die Umwandlung von Nahrung in Energie, den Aufbau von Körpergewebe, das Immunsystem, die Bildung von Hormonen, die Entgiftung des Körpers und die Produktion von Enzymen, die bei allen möglichen Lebensprozessen „mitmischen“.

Es gibt zwei Gruppen von Vitaminen: die wasserlöslichen und die fettlöslichen. Wasserlösliche Vitamine (Vitamin C und alle B-Vitamine) wirken in allen wasserhaltigen Zonen des Körpers, also fast überall, so zum Beispiel im Blut oder zwischen den Zellen. Ein Zuviel an wasserlöslichen Vitaminen wird einfach wieder ausgeschieden, da der Körper sie nicht speichern kann. Nur Vitamin B_{12} kann wie die fettlöslichen Vitamine in der Leber „gelagert“ werden.

Die fettlöslichen Vitamine A, E, D und K befinden sich in einigen Organen und Geweben wie der Zellmembran. Um sich in wässrigen Gebieten des Körpers fortzubewegen, brauchen sie als Transportmittel einen Hilfsstoff, der sie wie eine Hülle umgibt.

An Vitaminen kann es Ihnen auch bei ausgewogener Ernährung mangeln

Bei gesunder, ausgewogener Ernährung sollte der tägliche Vitaminbedarf des Menschen eigentlich gedeckt sein. Doch in der Praxis sieht das anders aus: Zu lang gekochtes Essen und Fastfood sind völlig frei von Vitaminen. Nur wer 5 große Portionen Obst und Gemüse täglich isst, kann von einer guten Versorgung ausgehen. Wer nur Gekochtes auf seinem Speiseplan stehen hat, der sollte Vitamine ergänzen, besonders die Vitamine C und E.

Gerade nach einer schweren Krankheit sollten Sie anhand eines Blutbilds Ihren Vitaminstatus überprüfen lassen.

Unterernährung, Fehlernährung oder Resorptionsstörungen können hingegen zu Hypovitaminosen (Vitaminmangel) und in Extremfällen zu Avitaminosen (völliges Fehlen von Vitaminen im Körper) führen. Auch durch das Absterben der Darmflora, z. B. durch Antibiotikagaben, kann es zu Mangelzuständen bestimmter Vitamine (K, B_{12}, H) kommen.

Ein Vitaminmangel kann verschiedene Krankheiten wie Skorbut (Vitamin-C-Mangel), Beriberi (Vitamin-B_1-Mangel) und Nachtblindheit (Vitamin-A-Mangel) auslösen oder – bei völligem Fehlen – gar zum Tod führen. In den Industriestaaten ist Vitaminmangel ebenso ein Problem wie in Entwicklungsländern. Denn es gibt auch in den westlichen Nationen bestimmte Faktoren, die Vitaminmangelerscheinungen begünstigen. Dazu gehören neben Schwangerschaft und Stillzeit Umweltbelastungen, einseitige Ernährung, Stress, Alkohol und Nikotinkonsum auch bestimmte Krankheiten und Medikamente.

Eine Überdosis an Vitaminen ist nur in bestimmten Fällen gefährlich und führt zu Vergiftungserscheinungen, nämlich bei einer Überdosierung der Vitamine A und D.

So schützen Sie Ihre Vitamine

Vitamine sind empfindlich gegenüber äußeren Einflüssen wie Hitze, Luft und Licht. Bei der Verarbeitung von Lebensmitteln sollten Sie deshalb einige Dinge beachten, damit der Gehalt an wertvollen Stoffen möglichst erhalten bleibt.

So zerstören Sie die wertvollen Vitamine:

- Entfernung von vitaminhaltigen Teilen (zu dickes Schälen bei Äpfeln, Entfernung der äußeren Schichten der Getreidekörner bei der Herstellung von Weißmehl)
- zu langes Kochen, „Zerkochen“
- Wegschütten des Kochwassers
- zu lange Lagerung und Transport
- zu intensives Waschen und Wässern
- längeres Warmhalten und wiederholtes Aufwärmen von Speisen
- zu hohe Kochtemperatur, ungeeignetes Kochgeschirr (es darf kein Dampf bei geschlossenem Deckel entweichen)

So behandeln Sie vitaminreiche Lebensmittel richtig:

- tiefgefrieren
- kurzes Kochen und Mitverwendung des Kochwassers zum Beispiel für eine Soße (da sich die wasserlöslichen Vitamine darin gelöst haben)
- garen im Wasserdampf, zum Beispiel in einem Siebeinsatz (schonendste Methode)
- frisches, qualitativ hochwertiges Gemüse verwenden
- geeigneten Kochtopf benutzen, der die Wärme gleichmäßig von unten und den Seiten verteilt (am besten Edelstahl mit Aluminiumkern)
- richtige Topfgröße wählen (zwei Drittel des Topfes sollten gefüllt sein, damit der Raum des Topfes mit dem Dampf der Eigenfeuchtigkeit des Gemüses gefüllt werden kann und kein zusätzliches Wasser nötig wird)
- natürlich ist am besten: gleich roh essen

Vorsicht bei vitaminangereicherten Getränken: Mit A-C-E-Produkten übersteigen Sie schnell die gesunde Vitamin-A-Tagesdosis!

Wer sich ausgewogen ernährt, verfügt in der Regel über Vitaminmengen im Körper, wie sie die Deutsche Gesellschaft für

Ernährung empfiehlt. Das ist aber gerade die Menge, die Sie einnehmen müssen, um nicht zu sterben. Die amerikanische Ernährungsgesellschaft FDA hat andere, viel höhere Normwerte. In dieser hohen Dosierung entfalten die Vitamine nämlich noch ganz andere Wirkungen. So schützen höhere Dosen vor den gefährlichen freien Radikalen, Krebs und anderen Erkrankungen. Zudem bringen sie die gesamten Körpervorgänge in Schwung und verschaffen Ihnen absoluten Leistungswillen.

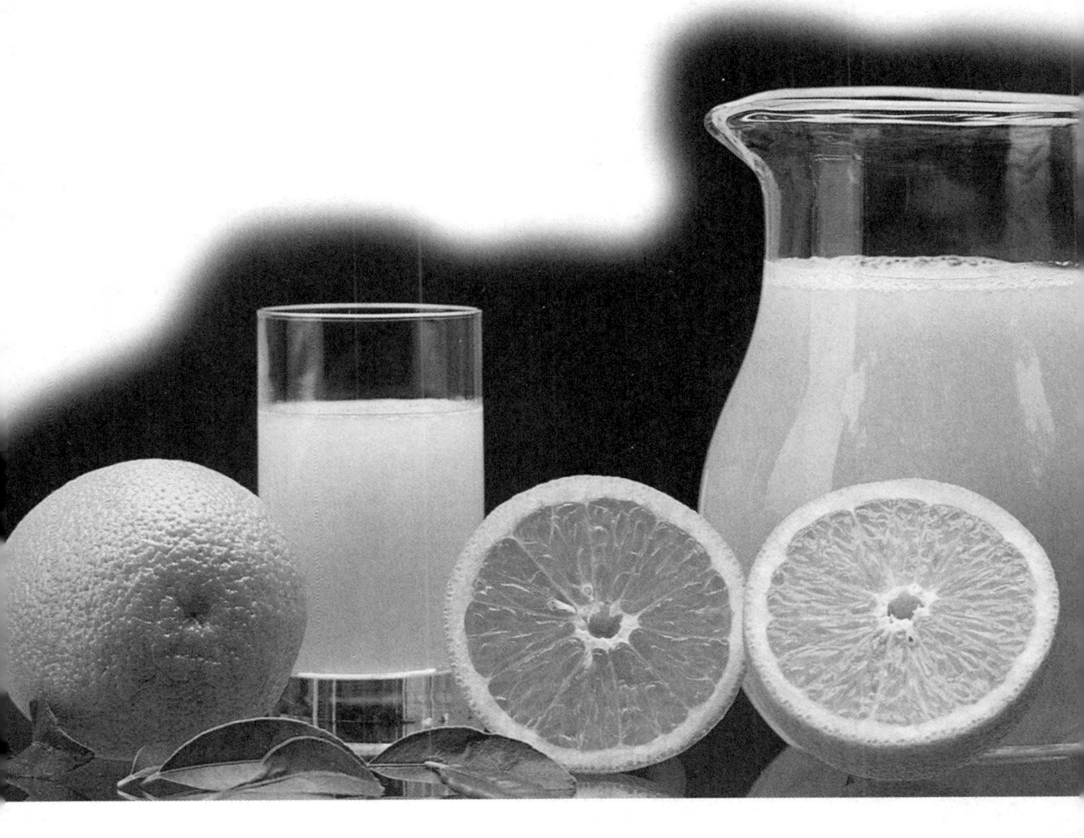

Die wichtigsten Vitamine

	Art	Wirkung	Ausgangsstoff für	enthalten in
Vitamin A*	F	Abwehrkraft, Krebsvorbeugung, gut für Haut, Haare, Augen	Rhodopsin (Sehpigment)	gelbes Gemüse, Karotten, Avocado, Salbei
Vitamin C	W	optimale Abwehrkraft, Energie, straffes Bindegewebe, gut für Nerven, Haare und Zahnfleisch	Kollagen (Knochen- und Zahnbildung)	schwarze Johannisbeeren, Holunderbeeren, Kiwis, Zitronen, Blumenkohl, Kartoffeln
Vitamin B_1	W	Nervenkraft, gute Gedächtnisleistung		Sonnenblumenkerne, Weizenkeime, Buchweizen
Vitamin B_2	W	Lebensenergie, gut für Augen und Sehschärfe, Optimierung des Kohlenhydrate- und Fettstoffwechsels sowie der Eiweißverwertung	ein Coenzym der Zellatmung	Mandeln, Vollkornproduk Grünkohl, grünes Blattgemüse, magerer Käse, Pil
Vitamin B_3	W	optimale Energiegewinnung, gute Cholesterinverwertung, gut für Konzentration und Gedächtnis		Milch, Gemüse, Vollkornprodukte, Bierhefe
Vitamin B_6	W	Wachstumsförderung, ausreichende Magensäureproduktion, gut für Haarwuchs und starke Nerven	Histamin, Serotonin, Epinephrin u. a.	Vollkornprodukte (Weizen Sonnenblumenkerne, Walnüsse, Sojabohnen
Vitamin B_{12}	W	feste Knochen, geistige und körperliche Fitness, gute Nerven, Lebensfreude, Zuversicht	Proteine und Nukleinsäuren (indirekt)	Käse, Bio-Jogurt, Sauerkraut
Vitamin D*	F	fester Knochenbau, gesunde Haare und Zähne, Optimismus, Abwehrkraft, gute Nerven	verschiedene Hormone	Milch, Käse, Vollkorngetreide

F = fettlöslich, W = wasserlöslich * Vorsicht: Überdosierung schadet!

Zeichen von Unterversorgung	Tagesbedarf	enthalten in
Sehstörungen, Infektanfälligkeit, Hautprobleme, Unfruchtbarkeit, brüchige Haare, Wachstumsstörungen	Frauen: 0,8 mg, Männer: 1 mg	100 g Grünkohl, 80 g Karotten
Haarausfall, Infektanfälligkeit, Schlafstörungen, Zahnfleischbluten, Müdigkeit	75 mg	40 g Johannisbeeren (schwarz), 100 g Kohlrabi, 400 g Kartoffeln, 50 g rote Paprika, 100 g Kohlrabi, 150 g Erdbeeren
Kribbeln in Händen und Füßen, Müdigkeit, Konzentrations- und Gedächtnisstörungen	Frauen: 1,2 mg, Männer: 1,4 mg	100 g Sojabohnen/Roggenkeime
Müdigkeit, Hautrötungen, Juckreiz, Nachlassen der Sehschärfe, Haarausfall, Schwindelgefühle	Frauen: 1,5 mg, Männer: 1,7 mg	400 g Champignons, 200 g Mandeln, 250 g Camembert
Magen-Darm-Probleme, Nervenschwäche, Müdigkeit, Appetitmangel, Kopfschmerzen, Hautprobleme	9 bis 15 mg	200 g Pfifferlinge, 400 g Erbsen
Konzentrationsprobleme, Haarausfall, Müdigkeit, Kreislaufstörungen, Nervosität, Taubheitsgefühle	Frauen: 1,6 mg, Männer: 1,8 mg	240 g Naturreis, 400 g Bananen, 300 g Avocado
Nervosität, Müdigkeit, Mundentzündungen, Taubheit in Armen und Beinen, Depressionen	5 µg	200 g Brie, 100 g Ziegenkäse, 200 ml Buttermilch
Schwache Muskeln, Schlafstörungen, Kurzsichtigkeit, Zahnausfall, Pessimismus	5 µg	150 g Champignons, 250 g Emmentaler

Die wichtigsten Vitamine

	Art	Wirkung	Ausgangsstoff für	enthalten in
Vitamin E	F	wirkt lebensverlängernd, gut für Herz und Gefäße, für Augen und eine straffe Haut, Vitalität, Immunabwehr		Pflanzenöle, Nüsse, Bohn Spargel
Vitamin H	W	Konzentration, gut für Haut, Haare und Fingernägel	beteiligt an der Synthese des Gerinnungsfaktors Prothrombin	Tomaten, Karotten, Sojaprodukte, Walnüsse, Pilze
Vitamin K	F	gute Wundheilung, gesunde Knochen und Zähne, Energie und Lebenskraft	Prothrombin, Faktor VII (Blutgerinnung)	Blumenkohl, Sauerkraut, Rosenkohl, Petersilie
Folsäure	W	Sauerstoffversorgung, Stressminderung, Haarkräftigung, gesunder Appetit	Noradrenalin (Glückshormon)	grünes Blattgemüse, Pilze Weizenkeime, Fenchel
Pantothensäure	W	Vitalität, Fettabbau, geistige Frische, Haarwuchs	Coenzym A (Produktion und Abbau von Eiweißen, Fetten, Kohlenhydraten), Acetylcholin (chemischer Botenstoff)	Pilze, Sonnenblumenkern Weizenkleie, Walnüsse
Q10	C	Senkung des Blutdrucks, starkes Herz, Krebsvorbeugung, wirkt lebensverlängernd		Knoblauch, Erdnüsse, Mü
F = fettlöslich, W = wasserlöslich, C = Coenzym				

ʐeichen von Unterversorgung	Tagesbedarf	enthalten in
ɾorzeitige Alterung, Konzentrations-chwäche, Nervosität, nachlassende ʿehkraft, schlechte Wundheilung	12 mg	40 g Walnüsse, 19 g Sonnenblumenöl, 200 g Schwarzwurzeln
ɪautirritationen, Haarausfall, Schuppen, ʌüdigkeit, depressive Verstimmungen	1,5 bis 3 mg	100 g Karotten, 200 g Tomaten
ɔarmprobleme, Menstruations-ɒeschwerden, Nasenbluten, schlecht ɪeilende Wunden	Frauen: 1,3 mg, Männer: 1,5 mg	100 g Rosenkohl, 300 g Tomaten
rüh ergrautes Haar, Darmprobleme, Schlaf-törungen, Blutarmut, innere Unruhe, ʌüdigkeit	160 µg, erhöhter Bedarf bei „Kopf-arbeitern“	300 g Blattspinat/Chinakohl, 200 g Fenchel/Rote Beete
ɪaarausfall, Lernschwächen, Arm- oder ɜeinkrämpfe, Sehbeschwerden, Gelenk-chmerzen	8 mg	300 g Champignons, 450 g Wassermelone, 500 g Brokkoli
ɪerzprobleme, frühzeitige Alters-ɛrscheinungen	10 mg	Nahrungsergänzungspräparate

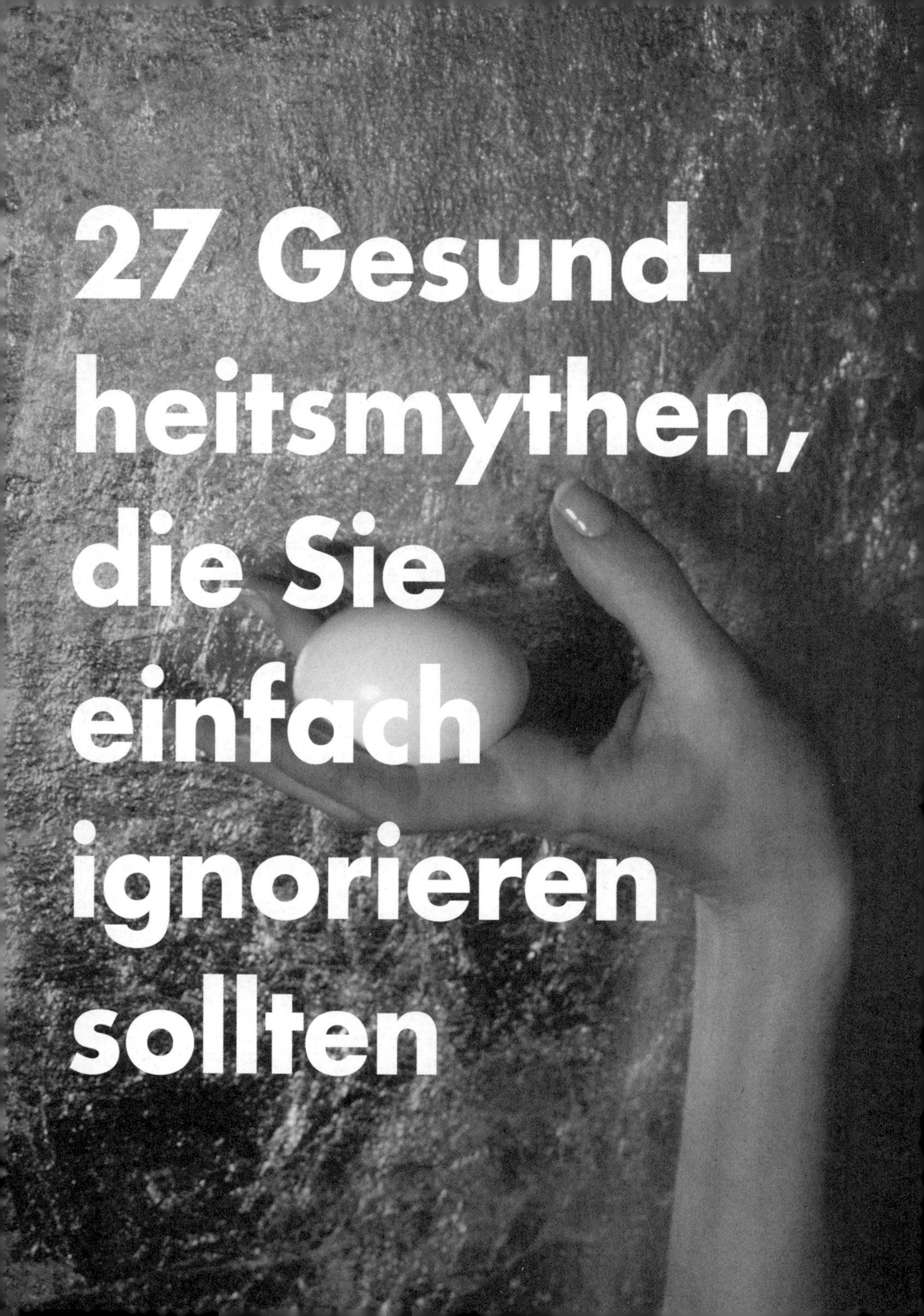

27 Gesundheitsmythen, die Sie einfach ignorieren sollten

Es ist doch immer wieder erstaunlich: Mancher Irrglaube hält sich auch heute, in unserer gesundheitsbewussten Zeit, so hartnäckig wie die Fettaugen auf der Suppe.

Teilweise sind es Annahmen, die aus einer Zeit stammen, in der die Gesundheitsforschung einfach noch nicht so weit war wie heute. Auch in meiner Praxis begegnen mir immer wieder Patienten, die zum Beispiel noch der Meinung sind, dass ein bisschen Bluthochdruck nicht gefährlich ist. Und wie oft höre ich den Satz: „Herr Doktor, ich habe Osteoporose, ich darf mich nicht bewegen!"

Höchste Zeit, mit diesen Mythen endlich aufzuräumen. Denn allzu oft wird aus der Unwissenheit der Menschen noch absichtlich Profit geschlagen. Das macht mich wütend, und ich möchte Sie vor solchen verkaufsfördernden Machenschaften schützen. Lernen Sie, windige Geschäftemacher und Märchenerzähler schnell zu durchschauen, und erkennen Sie, was für Sie und Ihre Gesundheit wirklich gut ist.

1 Ein bisschen Bluthochdruck ist nicht gefährlich

Das ist leider nicht wahr: In den Industrieländern sterben heute mehr Menschen an den Folgen von Bluthochdruck als an Krebs. „Der leise Tod" verursacht jahrelang keine Beschwerden – bis lebenswichtige Organe wie Herz, Gehirn, Nieren und Augen geschädigt werden. Denn Bluthochdruck ist ein wichtiger Faktor für die Entstehung von Gefäßverkalkungen (Arteriosklerose) und kann Schlaganfälle, Herzinfarkte sowie Nierenversagen zur Folge haben. Eine Behandlung, die den Blutdruck senkt, ist daher eine wichtige Vorsorgemaßnahme, um das Risiko von Folgeschäden deutlich zu verringern.

2 Man kann Fett an bestimmten Körperteilen gezielt verbrennen

Viele Menschen denken immer noch, dass zum Beispiel durch Training der Oberschenkel genau dort Fett verbrannt wird – das geht aber nicht! Ihr Körper kann nicht differenzieren, wo er beim Training das Fett hernimmt – es wird im Ganzen verbrannt. Für maximale Fettverbrennung müssen Sie Herz-Kreislauf-Training betreiben und alle Muskeln im Körper trainieren – so erhöht sich Ihr Ruhekalorienumsatz, und Sie verbrauchen insgesamt mehr Fett.

3 Dauerlauf macht die Gelenke kaputt

Auch das ist falsch, selbst wenn sogar viele Ärzte diesen Mythos noch verbreiten: Man weiß heute, dass gerade ein regelmäßiges, wohl dosiertes Bewegungspensum die Gelenkfunktionen erhält. Gefährlich für Ihre Gelenke werden erst Sportarten mit vielen Sprüngen, schneller Beschleunigung und starkem Abbremsen, wie etwa Fußball, Handball, Basketball oder Squash.

Ältere Menschen brauchen weniger Schlaf

4

Das ist falsch. Mit zunehmendem Alter brauchen wir weder mehr noch weniger Schlaf als früher. Allerdings verschiebt sich einiges im Alter. Der Schlaf wird störanfälliger, häufiger unterbrochen, der Tiefschlafanteil sinkt tatsächlich. Doch dieses scheinbare Defizit wird meist durch die Nickerchen am Tage ausgeglichen. Am Schluss bleibt gegebenenfalls noch mehr Gesamtschlaf übrig als in den Jahren der Berufstätigkeit, auch wenn man bisweilen nachts öfters wach liegt.

In der Sauna nimmt man ab

5

Schön wär's, stimmt aber nicht! Durch das Schwitzen geht nur Wasser verloren, es wird aber kein Fett abgebaut. Sobald Sie etwas trinken, speichert Ihr Körper das Wasser wieder. Zum Abnehmen ist die Sauna leider völlig nutzlos.

Probiotika stärken die Darmflora

6

Probiotische Jogurts sind die Renner in den Kühlregalen. Die Befürworter der probiotischen Ernährung versprechen in ihrer Werbung, dass sich lebende Kulturen im Darm ansiedeln, die für eine geregelte Verdauung sorgen und auch noch das Immunsystem stimulieren. Die probiotischen Jogurts sollten also nun den Darmtrakt in ein langfristig florierendes Unternehmen verwandeln. Doch wissenschaftliche Untersuchungen zeigten: Sobald die probiotischen Jogurts nicht mehr verzehrt wurden, verschwanden auch die Neuankömmlinge wieder. Sie hinterließen jedoch einen kleinen, aber umso unangenehmeren Nebeneffekt: Die Bakterien aus dem Jogurt verdrängten offenbar einen Teil der körpereigenen Darmflora, und zwar vor allem ihre nächsten Verwandten, die Bifido-Bakterien. Und dieser bedauerliche Effekt hielt auch nach dem Absetzen des Jogurts an. Wie lange die geschädigte Darmflora braucht, um sich wieder zu regenerieren, ist noch nicht bekannt.

7 Osteoporose ist reine Vererbungssache

Ein verbreiteter Irrtum! Die genetische Veranlagung spielt bei Osteoporose zwar eine Rolle, aber sie ist nur einer von vielen Faktoren. Großen Einfluss haben zum Beispiel auch die Lebensgewohnheiten. Starke Raucher, die über 20 Jahre mehr als 20 Zigaretten täglich gequalmt haben, müssen mit einem deutlich erhöhten Osteoporoserisiko rechnen. Rauchen führt zu Durchblutungsstörungen, und das schädigt den Knochen. Eine weitere Risikogruppe sind Kaffeetrinker, die regelmäßig drei bis vier Tassen am Tag zu sich nehmen. Sie scheiden verstärkt Wasser aus und damit gleichzeitig auch viel wertvolles Kalzium.

8 Weniger zu essen macht schlank

Von wegen. „Friss die Hälfte“ (FDH) gehört zu den beliebten, aber erfolglosen Versuchen, schlank zu werden. Mit einer Hungerkur erreichen Sie in erster Linie, dass Sie Ihr natürliches Sättigungsgefühl verlieren. Außerdem schaltet der Körper dann auf „Sparflamme“ um und verbraucht weniger Kalorien. Bei einer ausgewogenen Diät dagegen muss Ihr Körper „arbeiten“, um die Nahrung zu verdauen. Das kostet Kalorien und führt zur Gewichtsabnahme. Und zwar schneller, als wenn Sie gar nichts essen! Zudem setzt eine „FDH-Diät“ den Jo-Jo-Effekt in Gang: Nach kurzer Zeit mit Hungerrationen schraubt Ihr Körper den Kalorienverbrauch nach unten und nutzt Nahrung besser aus. Bekommt er wieder etwas mehr angeboten, verwertet er alles doppelt so gut und schafft Depots für die nächste Hungerzeit. Effekt: Sie nehmen wieder zu und wiegen am Ende möglicherweise mehr als vor der Diät.

Stress baut Fett ab

9

In der gängigen Literatur zum Thema Stress wird beiläufig immer von einer Aktivierung der Energiereserven gesprochen. Demzufolge müsste das Fett vieler Manager mit einem Arbeitstag von 12 Stunden und 100 bis 150 E-Mails täglich schmelzen wie Eis in der Sonne. Dem ist aber nicht so. Das kommt daher, dass bei physischem Dauerstress das Stresshormon Cortisol ausgeschüttet wird. Dieses Hormon verursacht eine vermehrte Fettspeicherung in den Zellen. Aber keine Angst: Abbauen lässt sich dieses Hormon sehr gut durch regelmäßigen Ausdauersport.

Elektrostimulation macht Terminator-Muskeln

10

Es klingt zu verlockend: Sie brauchen kein langwieriges, Schweiß treibendes, zeitaufwändiges Training mehr, sondern können auf dem Sofa liegen und dabei ein paar Elektroden umschnallen. Und schon sprießen die Muskeln.

Die Werbung für Muskelstimulationsgeräte verspricht einiges: Der Muskelaufbau wird gefördert, Kreislauf und Durchblutung werden angeregt und Fettpölsterchen verschwinden. Ganz schön viel Nutzen durch ein paar Elektroden.

Aber auch das ist Schwindel. Sie müssen einen Muskel aktiv und willentlich zum Arbeiten bewegen, sonst tut sich überhaupt nichts. Diese Geräte haben nur einen gewissen Sinn in der Rehabilitation, beispielsweise nach Verletzungen, wenn die Muskulatur durch längere Immobilisation (Unbeweglichkeit) schwach geworden ist. Im Sport kann eine Elektrostimulation höchstens der muskulären Regeneration nach einem harten Training dienen.

Ein wirklicher Muskelaufbau ist damit nicht möglich, positive Effekte für das Herz-Kreislauf-System können ebenfalls nicht erzielt werden, und ein Fettabbau durch Elektrostimulation bleibt in jedem Fall reines Wunschdenken.

11 Übergewicht fördert die Orangenhaut

Das ist falsch! Für die Entstehung von Cellulite ist nicht das Gewicht, sondern das schlappe Bindegewebe verantwortlich. Die unschöne Orangenhaut kann also jeden treffen, der die erbliche Anlage dafür hat.

12 Alkoholfreies Bier ist alkoholfrei

Beliebt bei Autofahrern und leider auch bei Schwangeren, wenn sie der Durst auf Bier überkommt: alkoholfreies Bier. Der Name sagt ja schon, dass es unschädlich ist, oder? Falsch! Alkoholfreies Bier enthält bis zu 0,5 % Alkohol. Das erlaubt der Gesetzgeber, weil diese Alkoholmenge auch in vielen Fruchtsäften enthalten ist, die grundsätzlich als „harmlos" gelten. Für Alkoholkranke oder Kinder heißt es also auch beim so genannten „alkoholfreien Bier": Finger weg!

13 Ausdauertraining grundsätzlich mit Puls 120

Jeder Mensch hat aufgrund seiner speziellen Konstitution eine persönlich optimale Belastungsherzfrequenz – man ermittelt diese über einen Conconi- oder Laktatschwellentest (bei Bedarf kombiniert mit einem Belastungs-EKG). Standardempfehlungen (auch in Prozentangaben) sind zwar statistisch richtig, jedoch kann die persönlich optimale Herzfrequenz um bis zu 30(!) Schläge davon differieren.

14 Eier fördern die Potenz

Eier sind zwar kleine Kraftwerke, die Power zeigt sich aber eher am Blutfettspiegel als bei der Potenz. Denn ein Eigelb enthält stolze 6 Gramm Fett, das ist ein ganzer Teelöffel voll! Und Fett macht bekanntlich schlapp statt fit. Auch der Begleiter Cholesterin, den jedes Eigelb im Schlepptau mit sich zieht, ist mit 240 mg ausgiebig vertreten!

Süßstoffe machen schlank

15

Aus dem figurbewussten Haushalt ist er kaum noch wegzudenken, der Süßstoff als Zuckerersatz. Auf den ersten Blick nachvollziehbar: Ein Stück Würfelzucker enthält zehn Kalorien, eine Süßstofftablette, die denselben Geschmack erzielt, keine einzige. Ihr Gehirn weiß das, nicht aber Ihr Körper: Trifft der zuckerlose Süßstoff auf Ihre Genießerzunge, leitet diese dieselben Anweisungen an den Organismus wie bei der Kontaktaufnahme mit herkömmlichem Zucker weiter. Ihr Körper reagiert gleich: Er schüttet Insulin aus, um Zucker abzubauen, wenn dieser aus dem Verdauungstrakt in die Blutbahn gerät. Das Problem hierbei ist jedoch, dass Ihr Körper Blutzucker abbaut, obwohl der Zuckernachschub ausfällt. Ein sinkender Blutzuckerspiegel ist die Folge – und zugleich ein Alarmsignal für Ihren Körper, dass eine Unterversorgung vorliegt. Ihr Organismus antwortet mit dem, was der figurbewusste Mensch verhindern will: mit einem Heißhungergefühl. Mit anderen Worten: Süßstoff macht hungrig. Und das ist nicht unbedingt schlankheitsfördernd.

Ein Schlaganfall kommt wie der Blitz aus heiterem Himmel

16

Ein Irrtum, wie wir heute wissen. Schlaganfallpatienten berichten in rund 40 % der Fälle, dass sie im Vorfeld ihres Schlaganfalls Veränderungen an ihrem Körper festgestellt haben. Vorübergehende Lähmungen, plötzliche Schwäche oder Taubheit einer Körperhälfte sollten Sie aufhorchen lassen. Aber auch kurzes Erblinden oder Sehstörungen auf einem Auge können Vorboten eines drohenden Schlaganfalls sein. Weitere Symptome können heftige Kopfschmerzen und kurzzeitige Sprach- oder Gleichgewichtsstörungen sein. Wer auf diese Warnsignale sofort reagiert, kann möglicherweise einen Schlaganfall verhindern oder zumindest dessen Folgen begrenzen. Hierzu ist die Senkung des Blutdrucks auf Werte unter 140/90 mmHg einer der wichtigsten Faktoren.

17 Wenn man mit dem Trainieren aufhört, werden die Muskeln zu Fett

Unmöglich! Fett und Muskeln haben grundsätzlich verschiedene Eigenschaften: Fett ist ein Triglycerid, Muskeln sind Proteine. Eines kann nicht in das andere umgewandelt werden! Wenn Sie mit dem Training aufhören, werden Ihre Muskeln kleiner und es kann sich eine Schicht aus Fett darauf ablagern (was dann den Anschein erweckt, als wäre der Muskel nun Fett) – außerdem sinkt Ihre Stoffwechselrate, so dass weniger Fett verbrannt wird.

18 Die beste Diät ist, mit einer Mahlzeit am Tag auszukommen

Denkste! Denn Ihr Körper schaltet dann auf Sparflamme und verbraucht weniger Kalorien. Sie trainieren also nur das Fettspeichersystem für Hungerperioden. Besser ist es, alle drei Stunden eine Kleinigkeit zu essen. Pfunde kann sogar verlieren, wer mehr isst. Zumindest dann, wenn es sich um ballaststoffreiche, fettarme Kost handelt wie Vollkornbrot, Obst und Gemüse.

19 Karotten sind gut für die Augen

Karotten schmecken gut und können bei stetigem Konsum insbesondere bei Kleinkindern zu einer „gesunden Farbe“ der Haut beitragen – gegen die üblichen Sehschwächen helfen sie hingegen nicht. Zwar enthalten Karotten eine große Menge an Carotinoiden wie z. B. Beta-Carotin, das im Körper in Vitamin A umgewandelt werden kann und wichtig für die Funktionsfähigkeit des Auges ist. Ein Vitamin-A-Mangel kann sich daher tatsächlich negativ auf die Sehkraft, gerade in der Dämmerung, auswirken – aber mehr Vitamin A heißt nicht mehr Sehkraft. Eine Sonderzufuhr von Vitamin A ist in unseren Breiten meistens überflüssig, da Sie es in ausreichender Menge direkt mit tierischen Nahrungsmitteln zu sich nehmen. Bei Kurzsichtigkeit kann also Ihr Weg getrost über den Wochenmarkt führen, er sollte aber in jedem Fall beim Augenarzt enden.

Alle Kalorien sind gleich

20

Stimmt nicht. Denn manche Nahrungsmittel sättigen bei gleicher Kalorienmenge einfach weniger als andere. 300 Kilokalorien in Kartoffeln verpackt machen zum Beispiel dreimal so lange satt wie die gleiche Menge Kilokalorien in Form von Weißbrot. Zudem verarbeitet der Körper Kalorien aus Fett anders als Kalorien aus Kohlenhydraten, er legt sie schneller in den Fettdepots ab. Daher sollten Sie auf wertvolle Kalorien zurückgreifen: auf Gemüse, Obst und Vollkornprodukte.

Blutdruckmedikamente machen impotent

21

Stimmt nur zum Teil: Blutdrucksenkende Medikamente, besonders Diuretika oder Betablocker, können die Potenz des Mannes beeinträchtigen und sogar zu Impotenz führen. Andere Patienten berichten über ständigen Hustenreiz, Kopfschmerzen, Schwindel oder anhaltende Müdigkeit während ihrer medikamentösen Hochdruckbehandlung. Diese Folgen müssen aber nicht sein. Das Medikament Lorzaar (Wirkstoff: Losartan, MSD) ist in der Lage, den hohen Blutdruck zu senken, und ist zudem sehr gut verträglich. Nebenwirkungen treten dabei in etwa so selten auf wie bei der Gabe eines Placebos.

Scharfes schadet dem Magen

22

Glauben Sie es nicht! Gewürze wie Paprika, Chili, Pfeffer oder Curry wirken antibakteriell und unterstützen darüber hinaus die Arbeit von Galle und Leber. Sie schaden nur, wenn Ihr Magen ohnehin gereizt ist. Dann sollten Sie auf diese „reizvollen" Gewürze verzichten.

23 Gelobt sei, was hart macht!

Eine einfache, aber falsche Annahme, dass maximal anstrengende Belastungen die besten Trainingsergebnisse hervorrufen. Richtig ist, dass sich die positive Wirkung von Ausdauertraining wie Walking, Jogging oder Radfahren nur erreichen lässt, wenn Sie ruhig zu Werke gehen. Zu hohe Anstrengung macht wichtige Trainingseffekte wie Stressabbau oder die Stärkung des Immunsystems zunichte.

24 Bier macht einen Bierbauch

Stimmt. Allerdings liegt das nicht nur an den Kalorien, die das alkoholische Getränk aufweist, sondern an seinen Inhaltsstoffen. Hopfen enthält Phytoöstrogene, das sind Pflanzenstoffe, die dem weiblichen Sexualhormon Östrogen gleichen. Und die lassen Brust und Bauch anschwellen, indem sie die Einlagerung von Fett unterstützen.

25 Bei Osteoporose bloß nicht bewegen, sonst brechen die Knochen

Wer so denkt, der begeht einen fatalen Fehler! Regelmäßige Bewegung trägt dazu bei, dass der Knochen stark bleibt. Chronischer Bewegungsmangel hingegen hat einen großen Einfluss auf die Entstehung der meisten Osteoporosefälle. Deshalb sind Sport und Gymnastik gerade für Menschen, die von Osteoporose betroffen sind, ein absolutes Muss.

Zitrusfrüchte sind die Vitamin-C-reichsten Obstsorten

26

Wer eine dicke Schale aufweisen kann, muss noch lange nicht große innere Werte haben! Orangen, Pampelmusen und Zitronen enthalten durchschnittlich etwa 50 mg Vitamin C pro 100 g Fruchtfleisch. Kiwis bringen es dagegen auf 70 mg, Erdbeeren immerhin auf 62 mg und Spitzenreiter sind schwarze Johannisbeeren mit 189 mg!

Meine Eltern sind dick, also werde ich es auch sein

27

Nicht das Fett, sondern die Tendenz, dick zu werden, ist erblich. Frauen neigen dazu, überschüssiges Gewicht an den Oberschenkeln anzusetzen, während Männer eher am Bauch zunehmen. Aber ob sich dieses Fett bei Ihnen überhaupt ansammelt, ist abhängig von Ihrem Lebensstil. Wenn die Zahl der täglich aufgenommenen Kalorien mit der Zahl der verbrannten übereinstimmt, werden Sie unabhängig von der Figur Ihrer Eltern nirgends am Körper zunehmen. Es kann allerdings passieren, dass Sie die ungesunden Ess- und Lebensgewohnheiten der Menschen übernehmen, mit denen Sie aufgewachsen sind. Überprüfen Sie Ihre Essgewohnheiten kritisch und werden Sie aktiv.

Nahrung als Energiequelle & Jungbrunnen

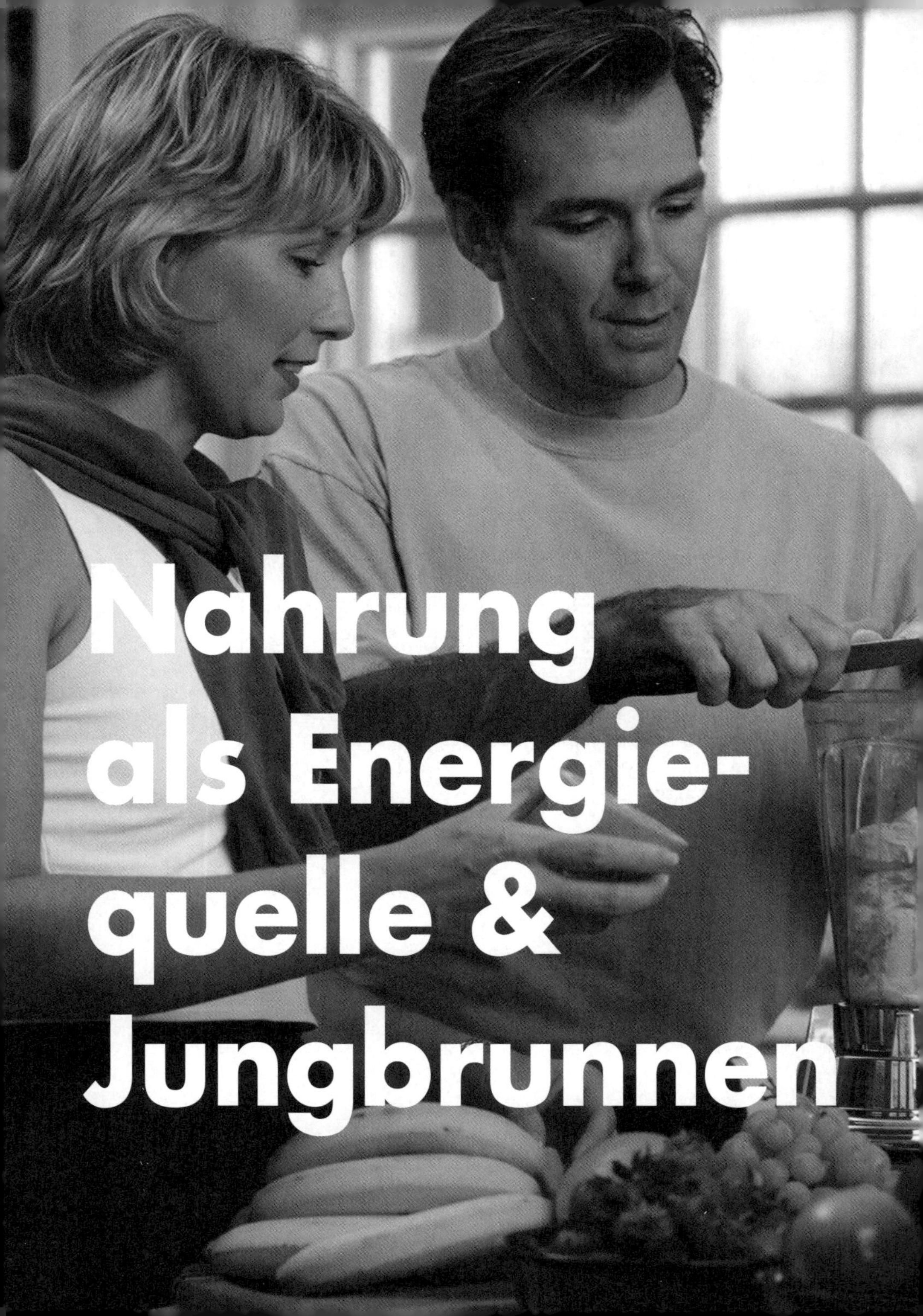

Du bist, was du isst!

Ein viel zitierter und vielleicht schon oft gehörter Spruch. Doch er beschreibt das Wechselspiel zwischen unserem persönlichen Wohlbefinden und unserem Ernährungsverhalten sehr treffend.

Denn die Nahrung, die Sie zu sich nehmen, die Lust, die Sie beim Essen empfinden, und der Heißhunger, den Sie manchmal verspüren – das alles wird bestimmt von Ihrer Gemütsverfassung, dem Hormonspiegel, dem Frust oder der Freude, die Sie gerade empfinden.

Leider haben wir verlernt, auf unseren Körper zu hören. Anstatt der inneren Stimme zu vertrauen, zwingen wir unserem Körper Nahrung auf, die er nie verlangt hat. So lassen wir uns unter Zeitdruck immer mehr zu nährstoffarmen Fertigprodukten zwingen.

Wenn wir essen, folgen wir nicht mehr unserem natürlichen Instinkt, obwohl dieser uns in dem Augenblick genau sagen könnte, was und wie viel für uns gut ist.

Stattdessen essen wir zu fett, zu viel und vor allem zu viel Chemie. Lebensmittel sind keine Lebens-Mittel mehr, sondern nur noch verkochtes Essen, aus dem fast jeder Nährstoffgehalt verschwunden ist.

Oft hat unser Körper nur noch eine Chance, sich gegen das zu wehren, was ihm schadet: Er reagiert stark allergisch oder wird krank.

So machen wir Jahr für Jahr unseren wertvollsten Ernährungsberater – unseren Körper – zu unserem Feind:

Ein Feind, dessen Rundungen wir bekämpfen, dessen Spiegelbild in Diäten einer Ideal-Linie entgegenhungert und uns unseren schlechten Umgang mit uns selbst immer wieder verzeiht, bis er irgendwann krank wird.

In diesem Kapitel möchte ich Ihnen einen einfachen Weg zeigen, wie Sie Ihren Körper wieder zu Ihrem Freund machen können.

Die Rezepte enthalten viele wertvolle Vitamine, Mineralstoffe und Aminosäuren, die Ihr Körper braucht. Passen Sie auf sich auf und hören Sie auf Ihren Ernährungsberater – Ihren Körper –, wenn Sie dieses Buch lesen.

Dort, wo Sie Appetit verspüren, sollten Sie ausprobieren, was Ihnen schmeckt und was Ihnen gut tut. Dort, wo Sie Widerstand fühlen, lassen Sie es sein. Vertrauen Sie Ihren Instinkten und fragen Sie sich, was Sie jetzt gerne essen möchten oder was Ihnen gut tut. Und dann genießen Sie die Rezepte für Ihre Gesundheit in Ruhe – vor allem mit einem guten Gefühl und einem sehr guten Gewissen!

Ananas & Co.:
Turbo-Frühstück mit hochwertigem Eiweiß, Vitaminen, Mineralstoffen und Enzymen

für 2 Personen:

1/2 frische, reife Ananas
1 reife Mango
1 Kiwi
4 reife Aprikosen
1/2 Papaya
200 g Hüttenkäse
1 EL goldgelber Leinsamen, geröstet
1 EL Sonnenblumenkerne, geröstet
1 EL Weizenkeime

Die Blätter der Ananas abdrehen und die Frucht der Länge nach halbieren. Eine Hälfte in Frischhaltefolie einpacken und in den Kühlschrank legen. Die andere Hälfte von der Schale befreien, vierteln und den Strunk in der Mitte entfernen. In mundgerechte Stücke schneiden. Die Fruchtstücke auf einen großen Teller geben.

Mango schälen, Fruchtfleisch in kleinen Stücken vom Stein lösen. Kiwi schälen, in Scheiben schneiden. Aprikosen waschen, vierteln. Papaya halbieren, Kerne entfernen, schälen und würfeln. Hüttenkäse dekorativ darauf verteilen. Leinsamen und Sonnenblumenkerne ohne Fett in der Pfanne rösten und zusammen mit den Weizenkeimen drüberstreuen.

pro 100 g	
Energie	593 kcal/2.481 kJ
Eiweiß	38,6 g
Fett	19,6 g
Kohlenhydrate	60,7 g
Beta-Karotin	6,14 mg
Arginin	1,78 g
Lysin	2,59 g
Phenylalanin	1,69 g
Vitamin B_1	918 µg
Vitamin B_2	937 µg
Vitamin C	189 mg
Vitamin E	11,9 mg
Kalzium	299 mg
Magnesium	245 mg

Turbo-Frühstück

Deftiges Quarkfrühstück:
Regt das kreative Denken an. Ein hervorragender Muntermacher – besonders dann, wenn die Nacht zu kurz war.

pro 100 g

Energie	648 kcal/2.711 kJ
Arginin	1,72 g
Eiweiß	31,3 g
Fett	19,8 g
Kohlenhydrate	82,5 g
Beta-Karotin	3,34 mg
Folsäure	201 µg
Kalzium	364 mg
Eisen	8,14 mg
Magnesium	262 mg
Mangan	4,77 mg

für 1 Person:

120 g Schichtquark
2 Scheiben Vollkornbrot oder Vollkorntoast
5 Scheiben Salatgurke
1 kleine Banane, in Scheiben geschnitten
1 reife Tomate, in Scheiben geschnitten
schwarzer Pfeffer, frisch gemahlen
1 Prise Meersalz
1 EL Sesamsamen, geröstet
1 EL gelber Leinsamen, geröstet
1 EL Weizenkeime
4 reife Aprikosen, geviertelt

Schichtquark – wenn nötig – mit etwas Mineralwasser oder Milch verrühren. Brote mit Quark bestreichen. Eine Brotscheibe mit den Gurken und Bananenscheiben, die andere mit den Tomatenscheiben belegen, leicht salzen und pfeffern.

Sesam und Leinsamen ohne Fett in der Pfanne anrösten und zusammen mit den Weizenkeimen über das Quarkbrot streuen.

Mit den geviertelten Aprikosen garnieren.

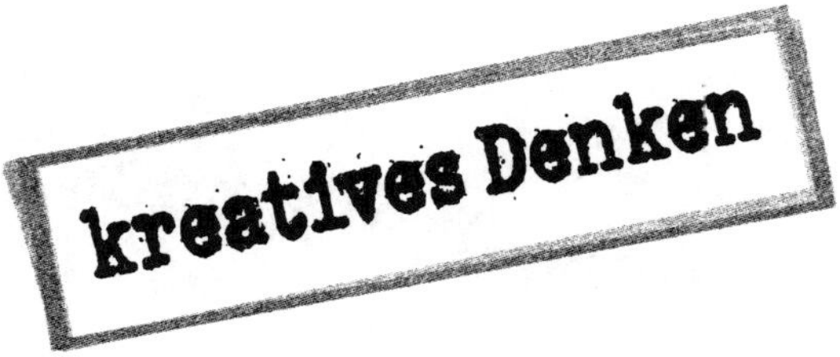

Exotischer Salat mit Huhn:
Energiequelle und Jungbrunnen für leistungsfähige Menschen

Energiequelle

für 2 Personen:

2 Frühlingszwiebeln, in feine Ringe geschnitten
2 Knoblauchzehen, in hauchdünne Scheibchen geschnitten
1 EL Öl (z. B. Erdnussöl)
1 kleines Hühnerbrustfilet
Salz
schwarzer Pfeffer, frisch gemahlen
50 g Krabben
1/2 Orange, Fruchtfleisch ausgelöst und in Würfel geschnitten
50 g kernlose grüne Weintrauben, halbiert
1/2 saurer Apfel, in Würfel geschnitten
1 1/2 Mango, geschält und in Würfel geschnitten
1 1/2 Chilischoten, fein gehackt
1/2 unbehandelte Limette, Schale abgerieben und Saft ausgepresst
2 EL Fischfonds
1 Prise Zucker
einige Blätter Kopfsalat zum Dekorieren
25 g geröstete Erdnüsse, gehackt

pro 100 g

Energie	307 kcal/1.285 kJ
Eiweiß	19,5 g
Fett	13 g
Kohlenhydrate	24,5 g
Vitamin B_1	11,1 mg
Vitamin C	73 mg
Jod	39 µg
Ballaststoffe	6 mg

Zwiebelringe und Knoblauchscheibchen bei mittlerer Hitze mit dem Öl in einer großen Pfanne anbraten; aus der Pfanne nehmen.

Hühnerfilet im restlichen Öl braten. Aus der Pfanne nehmen, mit Salz und Pfeffer würzen und in Streifen schneiden.

Filetstreifen, Krabben, das in Würfel geschnittene Obst, Zwiebeln, Knoblauch und die gehackten Chilischoten in einer Schale vermischen.

Für die Salatsauce 1 1/2 Esslöffel Limettensaft mit geriebener Limettenschale, Fischfonds, Zucker, Salz und Pfeffer verrühren, über den Salat geben und gut vermischen.

2 Teller mit Salatblättern garnieren, Hühnersalat darauf anrichten und mit Erdnüssen garnieren.

Kräuter-Rührei auf Tomate mit körnigem Frischkäse:
Aminosäuren-Power-Schub mit Vitaminen und immunstärkenden Vitalstoffen

pro 100 g

Energie	534 kcal/2.234 kJ
Eiweiß	35 g
Fett	19,1 g
Kohlenhydrate	38 g
Lysin	2,22 g
Phenylalanin	1,67 g
Vitamin B_{12}	3 µg
Vitamin C	54,4 mg
Vitamin D	2,19 µg

► für 1 Person:

2 große reife Tomaten, in Scheiben geschnitten
Meersalz
150 g Hüttenkäse
1 großes Ei
1 EL fettarme Milch
2 EL Schnittlauchröllchen
1/2 EL kaltgepresstes Olivenöl
schwarzer Pfeffer, frisch gemahlen
2 Scheiben Vollkorntoast als Beilage

Tomatenscheiben auf einen Teller legen, leicht salzen. Hüttenkäse darauf verteilen. 2 Tomatenscheiben in der Mitte des Tellers frei lassen.

Ei und Milch verquirlen, 1 Esslöffel Schnittlauchröllchen untermischen. Olivenöl in der Pfanne erhitzen, die Schnittlauch-Ei-Masse hinzugeben und langsam stocken lassen, dabei mit einer Gabel die Eimasse leicht auflockern. Rührei auf die freien Tomatenscheiben geben. Restlichen Schnittlauch darauf verteilen, pfeffern und salzen.

Sofort mit Vollkorntoast servieren.

Power-Schub

Putenbrust mit Ananas-Curry-Linsen:
Power fürs Gehirn durch hochwertige Proteine

Power fürs Gehirn

für 1 Person:

1 Tasse Babylinsen
1 kleine Zwiebel, fein gewürfelt
1 Knoblauchzehe, in feine Scheiben geschnitten
1/2 EL kaltgepresstes Olivenöl
1 Lorbeerblatt
2 1/2 Tassen Gemüsebrühe
1 kleine Kartoffel, in Würfelchen geschnitten
120 g Putenbrust, in feine Streifen geschnitten
1 TL Blütenhonig
1/4 frische Ananas, geschält, in kleine Stücke geschnitten
1 TL Currypulver
Meersalz
schwarzer Pfeffer, frisch gemahlen
1 EL Obstessig
1 EL Blattpetersilie, fein gehackt

Linsen unter kaltem Wasser abbrausen und gut abtropfen lassen. Zwiebelwürfel und Knoblauchscheibchen in wenig Olivenöl anschwitzen. Linsen und Lorbeerblatt dazugeben und ebenfalls anschwitzen.

Mit der Gemüsebrühe auffüllen und zum Kochen bringen.

Kartoffelwürfelchen dazugeben. Abgedeckt etwa 25 Minuten köcheln lassen. Die Linsen sollten noch leichten Biss haben.

Während die Linsen 20 Minuten garen, Putenfleisch in der Pfanne in wenig Olivenöl kräftig anbraten, Honig und Ananasstücke dazugeben, mit Currypulver bestreuen und alles gut durchschwenken. Salzen und pfeffern, mit Essig ablöschen.

Linsen und Putenbruststreifen auf einem Teller anrichten und mit Petersilie bestreut servieren.

pro 100 g

Energie:	932 kcal/3.899kJ
Eiweiß	52,5 g
Fett	28,2 g
Kohlenhydrate	92 g
Arginin	3,67 g
Lysin	4,03 g
Phenylalanin	2,33 g
Typtophan	542 mg
Folsäure	306 μg
Niacin	25,8 mg
Vitamin B_6	1,62 mg
Vitamin K	458 μg
Eisen	12,5 mg
Magnesium	225 mg

Achten Sie bei der ganzen Honigvielfalt darauf, dass Sie wirklich Blütenhonig kaufen – er schmeckt einfach am besten.

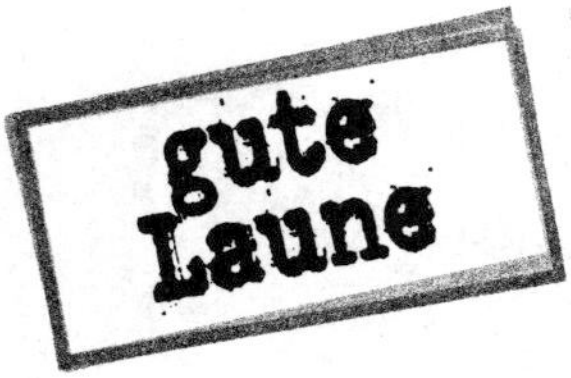

Garnelen „Provençal" auf Blattspinat:
Das Gute-Laune-Gericht für ein erfolgreiches Wochenende

für 1 Person:

200 g frischer Blattspinat
1 1/2 EL kaltgepresstes Olivenöl
4 Tiefseegarnelen
Meersalz
schwarzer Pfeffer, frisch gemahlen
2 Frühlingszwiebeln geviertelt
2 kleine Knoblauchzehen, feinblättrig geschnitten
2 reife Tomaten, gehäutet und gewürfelt
1 TL Honig
2 EL Blattpetersilie, fein gehackt
1 Zweig Majoran, die Blättchen abgezupft
1 kleiner Zweig Thymian, die Blättchen abgezupft

Spinat gut waschen, grobe Stiele abschneiden und gut abtropfen lassen. Eventuell in ein Küchentuch einschlagen und dieses in kreisender Bewegung schleudern, so dass sich die Restflüssigkeit im Tuch fängt.

1 Esslöffel Olivenöl in der Pfanne erhitzen. Gewaschene und abgetupfte Garnelen mit den Frühlingszwiebeln in das heiße Öl geben. Garnelen von beiden Seiten gut anbraten, salzen und pfeffern. Knoblauchscheibchen hinzufügen und ebenfalls leicht anschwitzen.

Tomatenwürfel, Honig und alle Kräuter in die Pfanne geben. Garnelen herausnehmen und warm stellen.

Die Kräuter-Tomaten-Mischung circa 3 Minuten einkochen, abschmecken. Garnelen dazugeben und alles gut durchschwenken.

1/2 Esslöffel Olivenöl in einer großen Pfanne erhitzen. Spinat dazugeben, leicht salzen. Topf abdecken und den Spinat kurz dämpfen. Sofort mit den Garnelen anrichten.

Als Beilage eignen sich Kartoffeln oder Naturreis.

pro 100 g

Energie	483 kcal/2.021 kJ
Eiweiß	31 g
Fett	20 g
Kohlenhydrate	20,9 g
Arginin	2,22 g
Folsäure	248 µg
Lysin	2,17 g
Vitamin C	178 mg
Vitamin E	12,3 mg
Kalzium	528 mg
Eisen	14,3 mg
Jod	138 µg

Angaben ohne Beilage

Bestellen Sie beim Fischhändler Tiefseegarnelen in der Schale. Weisen Sie darauf hin, dass Sie Wert auf Hartschalengambas legen, denn nur dann erhalten Sie Tiefsee- und keine Zuchtware. Bitten Sie den Händler, die Meeresfrüchte aus der Schale zu lösen; so vermeiden Sie unnötigen Zeitaufwand.

Bananenquark:
Proteine pur! Ideales Dessert nach einer Salat- oder Gemüsemahlzeit

für 1 Person:

1 bis 2 reife Bananen
1 EL Mandeln, gehackt und geröstet
150 g Schichtquark
1 EL Blütenhonig oder Agavendicksaft
1 EL Rosinen
1 Messerspitze Zimt
1 Prise gemahlene Vanille
1 EL frischer Zitronensaft

Bananen schälen und mit einer Gabel zerdrücken. Mandeln leicht anrösten. Alle Zutaten mit dem Schichtquark vermischen.

Dieses Rezept können Sie je nach Saison variieren. Auch Kompott ist eine vorzügliche Grundlage für eine aromatische Quarkspeise.

pro 100 g

Energie	454 kcal/1.900 kJ
Eiweiß	21,1 g
Fett	13,1 g
Kohlenhydrate	55,1 g
Kalzium	237 mg
Magnesium	107 mg

Agavendicksaft bekommen Sie im Bio-Laden oder im Reformhaus. Er ist ein alternatives Süßungsmittel zu Zucker.

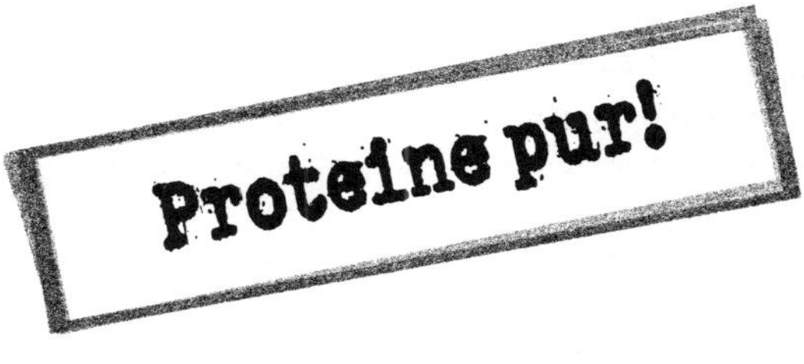

Mais-Küchle mit Zucchini-Ragout: Bodybuilding für Herz und Kreislauf

Kraft-küche

pro 100 g

Energie	411 kcal/1.720 kJ
Eiweiß	14,3 g
Ballaststoffe	7,3 g
Kohlenhydrate	32,6 g
Folsäure	179 µg
Magnesium	115 mg
Fett	14,6 g
Vitamin C	66,6 mg

► für 2 Personen:

50 g Dinkelvollkornmehl (oder Type 1050)
4 EL Milch (1,5 % Fettgehalt)
Meersalz
1 großes Ei
4 EL Maiskörner, aus der Dose
2 EL Olivenöl
2 kleine Zucchini, in Würfel geschnitten
1 mittelgroße Zwiebel, fein geschnitten
3 Tomaten, gehäutet, geviertelt und gewürfelt
1 Knoblauchzehe, durch die Presse gedrückt
schwarzer Pfeffer, frisch gemahlen
1 EL Majoranblättchen
1 TL Thymianblättchen
1 EL Blattpetersilie, fein geschnitten

Für die Mais-Küchle Mehl und Milch mit 1 Prise Salz gut verrühren und circa 10 Minuten quellen lassen. Anschließend Ei und Maiskörner unterrühren. Ruhen lassen. Wenig Olivenöl in einer Pfanne erhitzen. Zucchiniwürfel und Zwiebelstreifen darin anbraten.

Tomaten und Knoblauch dazugeben, mit Salz und Pfeffer würzen und circa 5 Minuten dünsten. Majoran, Thymian und Petersilie unterheben und warm stellen.

Restliches Olivenöl in einer weiteren Pfanne erhitzen. Mit einer kleinen Schöpfkelle den Teig für die Maisfladen-Küchle portionsweise in die Pfanne geben und knusprige, goldgelbe Fladen backen.

Zucchini-Ragout und Maisfladen-Küchle anrichten und mit Petersilie bestreut servieren.

Quarknocken:
Würzige Variante

für 2 Personen:

250 g Schichtquark
1 Ei
1 Eigelb
50 g Hartweizengrieß
40 g Dinkelmehl
50 g Parmesan, gerieben
2 EL Blattpetersilie oder Schnittlauch, fein gehackt
1 kleine Prise Muskatnuss
Meersalz
schwarzer Pfeffer, frisch gemahlen
1/2 EL kaltgepresstes Olivenöl
1 bis 2 Knoblauchzehen, feinblättrig geschnitten
1 kleines Bund Basilikum, Blätter streifig geschnitten
4 bis 5 reife Tomaten, gehäutet und gewürfelt
1 TL Agavendicksaft

Würzige Eiweiß-Power

Schichtquark in eine Schüssel geben, mit dem Ei und dem Eigelb gut verrühren. Hartweißengrieß, Dinkelmehl Parmesan und Petersilie untermischen. Mit Muskatnuss, Salz und Pfeffer würzen. 10 bis 15 Minuten kühl stellen.

Aus der Masse Nocken mit einem Esslöffel abstechen und etwa 8 Minuten in siedendem Wasser (es darf nicht kochen!) ziehen lassen.

In einer großen Pfanne wenig Olivenöl erhitzen, Knoblauch und Basilikum gut anschwitzen. Tomaten und Agavendicksaft dazugeben, mit Salz und Pfeffer würzen und einige Minuten köcheln lassen.

Quarknocken aus dem Wasser nehmen, auf einem warmen Teller anrichten und die geschmelzten Knoblauchtomaten dazu reichen.

Dazu passt frisches Stangenbrot.

pro 100 g	
Energie	595 kcal/2.489 kJ
Eiweiß	34,5 g
Fett	17,8 g
Kohlenhydrate	43,5 g
Phenylalanin	1,57 g
Folsäure	178 µg
Lysin	2,14 g
Biotin	31,2 µg
Niacin	9,97 mg
Kalzium	558 mg

(Angaben ohne Stangenbrot)

Amaranth-Kiwi-Müsli:
Morgendliches Kraftpaket mit dem Power-Vitamin C und Mineralstoffen

pro 100 g	
Energie	583 kcal/2.439 kJ
Eiweiß	16,9 g
Fett	15,6 g
Kohlenhydrate	87,4 g
Biotin	22 µg
Folsäure	107 µg
Vitamin C	151 mg
Vitamin E	9,4 mg
Kalzium	314 mg
Ballaststoffe	12,7 g
Magnesium	237 mg

Amaranth gehört zu den Ur-Getreiden – die Flocken bekommen Sie im Bioladen oder Reformhaus.

für 1 Person:

1 EL Bienenhonig
150 g Naturjogurt (1,5 % Fett)
1 EL Zitronensaft, frisch gepresst
3 EL Amaranthflocken
2 reife Kiwis, in Scheiben geschnitten
1 Banane, in Scheiben geschnitten
2 EL Sonnenblumenkerne, geröstet

Bienenhonig mit Jogurt und Zitronensaft verrühren. Die übrigen Zutaten mit 1 Esslöffel Sonnenblumenkernen unterheben.

Anrichten und mit den restlichen Sonnenblumenkernen bestreuen.

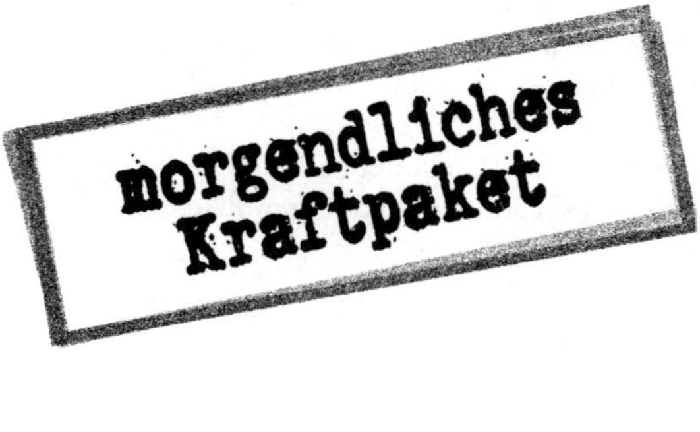

Vollkornbrot selbst gemacht:
Langkettige Kohlenhydrate lecker verpackt

für einen Laib Brot:
600 g Dinkelmehl, frisch gemahlen
1/2 l handwarmes Wasser
2 EL kaltgepresstes Olivenöl
40 g frische Hefe oder 1 Beutel Trockenhefe
12 g Meersalz
1 TL Bienenhonig
50 g gelber Leinsamen
3 EL Sonnenblumenkerne

Mehl in eine große Schüssel geben. Mit Wasser, Olivenöl, Hefe, Salz, Bienenhonig und Leinsamen zu einem geschmeidigen Teig verarbeiten.

Mit der Hand sollte der Teig gut 5 Minuten geknetet werden; einfacher geht es mit einer Teig-Knetmaschine.

Hefeteig mit einem Tuch bedecken und bei Zimmertemperatur mindestens 1 Stunde gehen lassen.

Ofen auf 250 Grad vorheizen. Teig erneut kurz durchkneten und weitere 10 Minuten gehen lassen.

Brotlaib formen, in Sonnenblumenkernen wälzen, auf ein gefettetes Backblech legen, in den Ofen schieben und 10 Minuten bei 250 Grad vorbacken. Temperatur nun auf 180 Grad senken und weitere 30 Minuten backen.

Inhaltsstoffe einer Scheibe (ca. 40 g):

Energie	96,4 kcal/403 kJ
Eiweiß	3,75 g
Fett	2,5 g
Kohlenhydrate	14,5 g
Ballaststoffe	3,3 g
Folsäure	32,7 µg
Mangan	795 µg
Magnesium	42,9 mg

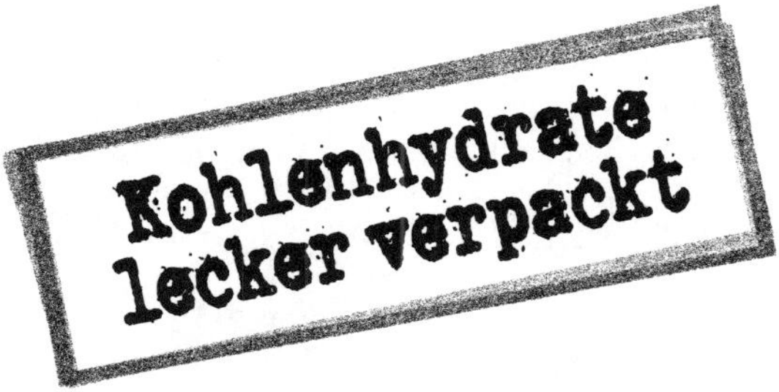

Frisch gemahlene Mehle erhalten Sie im Bio-Laden. Dort können Sie zusehen, wie Ihr Mehl hergestellt wird.

Gemahlenes Mehl verliert schon nach wenigen Wochen einen Großteil seiner wertvollen Inhaltsstoffe. Daher schnell verbrauchen.

Leckere Pausen-Snacks:
Ihr Power-Food für unterwegs

pro Portion:

Energie	138 kcal/577 kJ
Eiweiß	10,3 g
Fett	2,7 g
Kohlenhydrate	17,3 g
Folsäure	60,2 µg
Kalzium	84,8 mg
Magnesium	54 mg
Ballaststoffe	3,9 g

Gurken-Snack (für 1 Person)

Vollkornbrotscheibe mit Magerquark bestreichen, mit Gurkenscheiben belegen und mit Schnittlauchröllchen bestreuen. Mit Salz und frisch gemahlenem Pfeffer würzen.

pro Portion:

Energie	250 kcal/1.046 kJ
Eiweiß	18,1 g
Fett	9,4 g
Kohlenhydrate	18,3 g
Folsäure	114 µg
Kalzium	104 mg
Magnesium	66,3 mg
Jod	30,2 µg
Ballaststoffe	4,36 g

Tomaten-Snack (für 1 Person)

Vollkornbrot dick mit Hüttenkäse bestreichen, Tomatenscheiben drauflegen. Mit Salz und frisch gemahlenem schwarzen Pfeffer würzen, mit gekochten Eierscheiben belegen und mit Schnittlauchröllchen garnieren.

pro Portion:

Energie	312 kcal/1.305 kJ
Eiweiß	3 g
Fett	10,39 g
Kohlenhydrate	24,3 g
Vitamin C	65,5 mg
Magnesium	76,2 mg
Ballaststoffe	7,0 g

Putenfleisch-Snack (für 1 Person)

Vollkornbrot mit einem Hauch Butter bestreichen und mit einem Salatblatt belegen. 40 Gramm gebratene, gewürzte Putenfleischscheiben drauflegen und mit Kiwischeiben garnieren.

Power-Food

Pikante Nudelpfanne:
Komplexe Kohlenhydrate, Vitamine und Proteine fördern Kreativität und Leistungsfähigkeit

► für 2 Personen:

1 kleine Zwiebel, in Würfel geschnitten
4 Salbeiblätter oder 1 EL Majoranblätter, grob gehackt
12 Basilikumblätter, grob gehackt
1 EL kaltgepresstes Olivenöl
80 g frische grüne Erbsen, bissfest gedünstet
4 reife Tomaten, gehäutet und gewürfelt
Meersalz
50 g Hartweizennudeln, bissfest gegart
60 g Hartkäse (z. B. alter Gouda), gerieben

pro 100 g	
Energie	331 kcal/1.385 kJ
Eiweiß	17,6 g
Fett	12,9 g
Kohlenhydrate	28,4 g
Folsäure	105 µg
Kalzium	34 mg
Ballaststoffe	5,7 g
Vitamin C	57,8 mg

Zwiebelwürfel, Salbei- und Basilikumblätter in einer großen Pfanne mit wenig Öl anbraten, Erbsen und Tomaten dazugeben, gut durchschwenken und etwas salzen. 5 Minuten bei schwacher Hitze dünsten.

Nudeln untermischen und abgedeckt 2 bis 3 Minuten durchziehen lassen.

Mit dem Käse bestreuen und Pfanne für etwa 3 Minuten erneut abdecken, bis der Käse bei milder Hitze geschmolzen ist. Nudeln anrichten und heiß servieren.

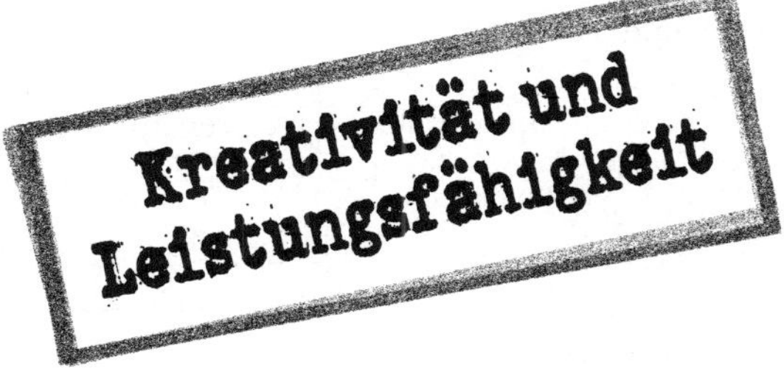

Kartoffel-Gnocchi ligurische Art: Schnell verwertbare Kohlenhydrate füllen den Energiespeicher auf, Kalzium stärkt Knochen und Zähne

pro 100 g

Energie	778 kcal/3.255 kJ
Eiweiß	7,3 g
Fett	17 g
Kohlenhydrate	104 g
Folsäure	121 µg
Ballaststoffe	10,9 g
Kalzium	513 mg
Niacin	9,6 mg
Magnesium	96,3 mg

Energie-speicher

► für 2 Personen:

400 g vorwiegend fest kochende Kartoffeln
150 g Hartweizengrieß
1 Ei
1 Eigelb
Meersalz
1 EL Stärke
1 EL kaltgepresstes Olivenöl
8 frische Salbeiblätter, fein gehackt
12 Basilikumblätter, fein gehackt
2 EL Majoranblättchen, fein gehackt
4 Zweige Blattpetersilie/Blättchen abgezupft und fein gehackt
40 g Parmesan, frisch gehobelt

Kartoffeln in der Schale kochen. Noch handwarm schälen und durch die Kartoffelpresse drücken. Grieß, Ei und Eigelb, 1/2 Teelöffel Salz sowie Kartoffelstärke dazugeben und zu einem geschmeidigen Teig verarbeiten. Auf einer bemehlten Arbeitsfläche daumendicke Rollen formen und davon 2 bis 3 Zentimeter lange Stücke abschneiden.

Etwas Mehl in eine Schüssel geben und die kleinen Nocken nach und nach leicht darin schwenken. So erhalten sie ihre typische Form.

Einen großen Topf mit leicht gesalzenem Wasser zum Kochen bringen. Gnocchi hineingeben. Hitze reduzieren; das Wasser sollte jetzt nur noch sieden.

Wenn die Gnocchi an die Wasseroberfläche gestiegen sind, lässt man sie dort noch etwas nachziehen. Herausnehmen und mit kaltem Wasser abschrecken.

Olivenöl in einer großen Pfanne erhitzen, alle Kräuter darin erhitzen. Gnocchi dazugeben, gut durchschwenken, bei Bedarf noch etwas salzen. Mit dem Parmesan bestreuen und anrichten.

Guten-Morgen-Cocktail:
Schnelle Vitaminversorgung für Frühstücksmuffel

für 2 Personen:

1 reife Mango, geschält, Fruchtfleisch in Scheiben geschnitten
1/2 Honigmelone, geschält und gewürfelt
1/4 Buttermilch
1 Zitrone, ausgepresst
3 EL Sanddornsaft

Mango- und Melonenstücke, Buttermilch, Zitronen- und Sanddornsaft in einen Mixbehälter geben. Mit dem Pürierstab sehr fein und schaumig aufmixen. Schluckweise trinken.

pro 100 g

Energie	304 kcal/1.272 kJ
Eiweiß	11,4 g
Fett	4,18 g
Kohlenhydrate	51,1 g
Beta-Karotin	10 mg
Folsäure	157 µg
Vitamin C	234 mg
Kalzium	341 mg

Sanddornsaft bekommen Sie mittlerweile nicht mehr nur im Reformhaus, sondern auch in vielen großen Supermärkten.

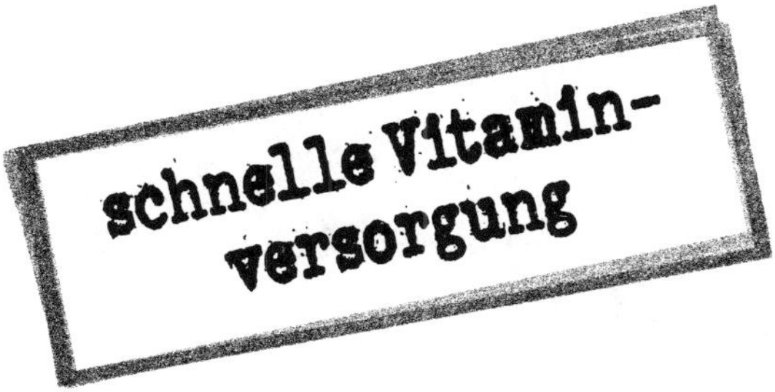

Pikanter Avocadoaufstrich:
Schutz vor freien Radikalen durch Folsäure, starke Nerven durch Vitamin B_6

pro 100 g

Energie	232 kcal/971 kJ
Eiweiß	2,24 g
Fett	23,5 g
Kohlenhydrate	3,29 g
Ballaststoffe	3,56 g
Folsäure	32,7 µg
Vitamin B_6	552 µg

für 2 Personen:

1 reife Avocado, Fruchtfleisch ausgelöst
1 Knoblauchzehe, durch die Presse gedrückt
1 EL Schnittlauchröllchen
1 bis 2 EL Zitronensaft, frisch gepresst
1 EL Majoranblättchen, fein geschnitten
Meersalz
schwarzer Pfeffer, frisch gemahlen

Avocadofleisch mit einer Gabel zerdrücken; Knoblauch, Schnittlauchröllchen, Zitronensaft und Majoran untermischen.

Mit Salz und Pfeffer würzen. Auf Vollkornbrotscheiben streichen und servieren.

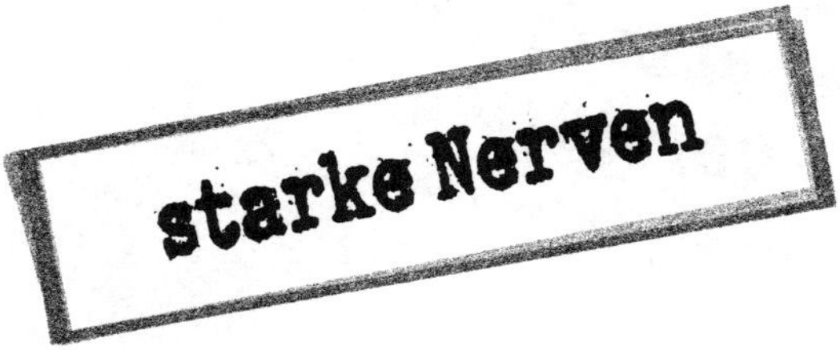

Salat von Weizen- und Linsenkeimen mit gebratenen Steinpilzen:

Energiequelle und Jungbrunnen für leistungsfähige Menschen

Jung-brunnen

für 2 Personen:

2 reife Tomaten, geviertelt
1 rote Paprikaschote, in feine Streifen geschnitten
2 EL Weizenkeime
2 EL Olivenöl
1 Tasse gekeimte Weizenkörner, abgebraust und gut abgetropft
1 Tasse Linsensprossen, abgebraust und gut abgetropft
1 bis 2 EL Obstessig
1 EL Petersilie, fein geschnitten
1 EL Majoranblättchen, fein geschnitten
Meersalz
schwarzer Pfeffer, frisch gemahlen
4 Salatblätter zum Anrichten
500 g frische Steinpilze (oder Steinchampignons), in Scheiben geschnitten

Tomaten, Paprika und Weizenkeime in eine große Schüssel geben. 1 Esslöffel Olivenöl in einer kleinen Pfanne erhitzen. Gekeimte Weizenkörner und Linsensprossen dazugeben, kurz durchschwenken, mit dem Essig ablöschen und in die Schüssel geben.

Kräuter untermischen und mit Salz und Pfeffer abschmecken. Den Sprossensalat auf den Salatblättern anrichten.

1 Esslöffel Olivenöl erhitzen, Steinpilze darin anbraten. Salzen, etwas pfeffern und zum Salat reichen.

pro 100 g	
Energie	389 kcal/1.628 kJ
Eiweiß	22,2 g
Fett	15,7 g
Kohlenhydrate	23,7 g
Biotin	51 µg
Folsäure	341 µg
Niacin	29,1 mg
Pantothensäure	7,7 mg
Vitamin B_2	1,4 mg
Magnesium	149 mg
Vitamin C	144 mg
Zink	6,5 mg
Vitamin D	7,8 µg
Vitamin E	13,7 mg

Sprossen können Sie ganz leicht selbst machen: Legen Sie frische Linsen (keimfähige Linsen bekommen Sie im Bio-Laden) auf ein feuchtes Küchenpapier, das Sie immer feucht halten – spätestens nach drei Tagen keimen die Sprossen. Nach 4 bis 5 Tagen sind sie verzehrfertig.

Herzhafter Weißkohl-Bohnensalat:

Vitaminkomplex für Haut und Nerven, jugendliche Kraft und Frische durch die Aminosäuren Lysin und Arginin

pro 100 g

Energie	487 kcal/1.954 kJ
Eiweiß	31,6 g
Fett	17,8 g
Kohlenhydrate	38,1 g
Arginin	1,63 g
Lysin	1,98 g
Phenylalanin	1,37 g
Folsäure	273 µg
Vitamin B	1,05 mg
Vitamin C	102 mg
Vitamin E	14,3 mg
Magnesium	197 mg
Ballaststoffe	17,6 g

► für 2 Personen:

200 g junger Weißkohl, sehr fein geschnitten
200 g Kidney-Bohnen aus der Dose
60 g gekeimter Weizen oder Linsensprossen
1 EL Kerbelkraut, fein geschnitten
1/2 TL Kümmel
1 EL kalt gepresstes Öl nach Wahl
1 1/2 EL Apfel- oder Obstessig
Meersalz
schwarzer Pfeffer, frisch gemahlen
2 Orangen, Fruchtspalten aus der Haut gelöst
200 g Hüttenkäse
2 EL Sonnenblumenkerne
1 EL Blattpetersilie, fein geschnitten

Weißkohl, Kidney-Bohnen, Weizen- oder Linsensprossen, Kerbelkraut und Kümmelsamen in eine große Schüssel geben. Mit wenig Öl, Essig, Salz und Pfeffer würzen und zugedeckt eine Stunde durchziehen lassen.

Salat anrichten, mit den Orangen-Filets und dem Hüttenkäse garnieren, mit Sonnenblumenkernen und Petersilie bestreuen.

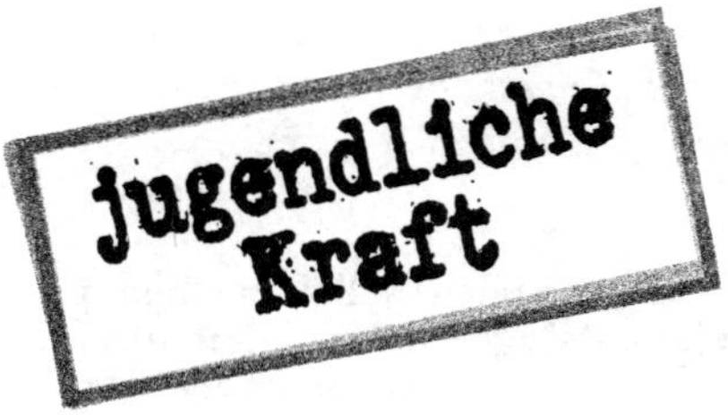

Salat von Avocados und Meeresfrüchten:
Folsäure für gesundes Wachstum, Beta-Karotin und Vitamin C für starke Abwehrkräfte

für 2 Personen:

100 g Tiefseegarnelen
100 g frische Kresse, gewaschen und geputzt
2 Orangen, Fruchtspalten aus der Haut gelöst
1 Mango, scheibchenweise vom Stein geschnitten
2 reife Avocados, in Streifen geschnitten
2 Kiwis, in Scheiben geschnitten

Sauce:
200 g Naturjogurt (1,5 % Fett)
1 EL Sauerrahm
2 EL Zitronensaft, frisch gepresst
1 Knoblauchzehe, durch die Presse gedrückt
1 EL Schnittlauchröllchen
1 EL Blattpetersilie, fein geschnitten
Meersalz
schwarzer Pfeffer, frisch gemahlen

Garnelen 2 Minuten in leicht gesalzenem Wasser kochen und abgießen. Kresse gleichmäßig auf zwei Teller verteilen. Orangenfilets, Mangoscheibchen und Avocadostreifen ziegelartig auf dem Kressebett verteilen. Garnelen in der Mitte anrichten. Kiwis zum Salat garnieren.

Für die Sauce Jogurt mit allen Zutaten verrühren, würzen und über die Garnelen geben.

pro 100 g	
Energie	589 kcal/2.464 kJ
Eiweiß	20,8 g
Fett	29,8 g
Kohlenhydrate	46,2 g
Beta-Karotin	4,59 mg
Folsäure	201 µg
Vitamin C	233 mg
Kalzium	417 mg
Magnesium	167 mg
Jod	62,8 µg

stärkt Abwehrkräfte

Obstsalat:
Stoffwechselaktive Vitamine für die schlanke Linie

pro 100 g

Energie	350 kcal/1.464 kJ
Eiweiß	6,64 g
Fett	8,84 g
Kohlenhydrate	57,4 g
Ballaststoffe	7,36 g
Vitamin C	0,15 g
Vitamin E	5,21 mg
Magnesium	109 mg

für 2 Personen:

1 Banane, in Scheiben geschnitten
2 Kiwis, in Scheiben geschnitten
100 g kernlose Trauben, halbiert
1 säuerlicher Apfel, ungeschält in kleine Würfel geschnitten
4 EL Sanddornsaft
2 1/2 EL Honig
2 EL Sonnenblumenkerne
1 EL Kokosflocken
100 g Naturjogurt (1,5 % Fett)

Früchte und Sanddornsaft in einer großen Schüssel vermengen. 2 Esslöffel Honig in einer Pfanne aufschäumen lassen. Sonnenblumenkerne und Kokosflocken unterrühren. Pfanne vom Herd nehmen, Mischung etwas abkühlen lassen und unter den Fruchtsalat mischen.

Jogurt mit 1 Teelöffel Honig verrühren und über die Früchte geben.

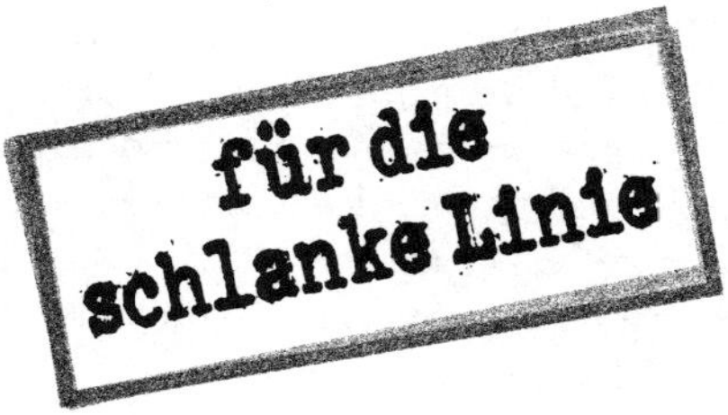

Mega-Mineralstoffdrink:

Optimale Versorgung mit den Leistungsmineralien Kalium, Magnesium und Kalzium. Auch zu empfehlen als sättigendes Zwischengericht.

für 2 Personen:

1 reife Kakifrucht, geviertelt
6 reife Aprikosen, geviertelt
1/8 l fettarme Kokosmilch
1/8 l Molke
1/2 reife Ananas, in Würfel geschnitten

Alle Zutaten in den Mixbecher geben und mit dem Stabmixer sehr fein pürieren.

Schluckweise trinken oder in einer gekühlten Thermosflasche mit ins Büro nehmen.

pro 100 g

Energie	214 kcal/895 kJ
Beta-Karotin	3,2 mg
Kalzium	104 mg
Eiweiß	2,8 g
Vitamin C	51,2 mg
Kalium	959 mg
Fett	934 mg
Magnesium	66,3 mg
Kohlenhydrate	46 g

Auch als japanische Aprikose bezeichnet, ähneln Kakis in Größe und Aussehen den Tomaten. Ihre dünne, glatte Haut ist meist orange-gelb.

Kakis bekommen Sie mittlerweile in jeder größeren Obstabteilung.

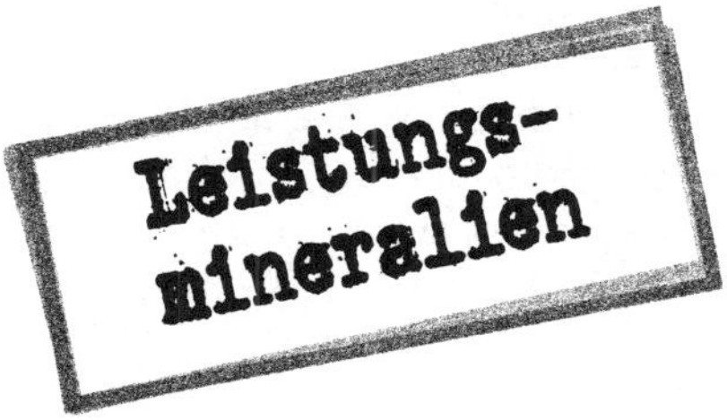

Griechische Bauernsuppe:
Die Schönheits-Suppe mit einer großen Portion Kalium, die das Bindegewebe stärkt und entschlackt

für 2 Personen:

1 Zwiebel, grob gehackt
2 Knoblauchzehen, blättrig geschnitten
200 g mehlige Kartoffeln, geschält und grob gewürfelt
1/2 rote Paprikaschote, gewürfelt
1/2 gelbe Paprikaschote, gewürfelt
1 EL kaltgepresstes Olivenöl
100 g Weißkraut, in grobe Streifen geschnitten
100 g frische grüne Bohnen, geschnitten
1 kleine Möhre, gewürfelt
4 reife Tomaten, gehäutet und geviertelt
1 Zweig Thymian
1 Lorbeerblatt
3/4 l Gemüsebrühe
Meersalz
schwarzer Pfeffer, frisch gemahlen
2 EL Blattpetersilie, fein geschnitten

pro 100 g

Energie	214 kcal/895 kJ
Eiweiß	2,8 g
Fett	934 mg
Kohlenhydrate	46 g
Beta-Karotin	3,2 mg
Vitamin C	51,2 mg
Kalium	959 mg
Kalzium	104 mg
Magnesium	66,3 mg

Zwiebel, Knoblauch, Kartoffeln und Paprika in einem großen Topf mit Olivenöl gut anschwitzen lassen.

Weißkraut, Bohnen, Möhre, Tomaten, Thymian und Lorbeerblatt dazugeben, mit der Gemüsebrühe auffüllen, aufkochen lassen, würzen und circa 15 Minuten leise köcheln.

Lorbeerblatt und Thymian entfernen, mit Petersilie bestreut servieren.

Dazu passt frisches Dinkelbrot.

Tomaten häuten Sie, indem Sie die Schale leicht anritzen und dann kochendes Wasser über die Tomate gießen. Nun können Sie die Haut ganz einfach in Streifen abziehen.

entschlackende Schönheits-Suppe

Naturreis-Küchle mit Gurkengemüse:

Kalorienarm und leicht verdaulich. Reich an Kieselsäure, dem Fitmacher für Bindegewebe und Knochen

kalorienarmer Fitmacher

für 2 Personen:

Naturreis-Küchle:
200 g Rundkorn-Naturreis, gekocht
1/2 Tasse Hirseflocken
1 EL Zwiebelwürfelchen, gedünstet
1 Knoblauchzehe, durch die Presse gedrückt
1 EL Majoranblättchen
1 EL Petersilie, fein geschnitten
1 Ei
2 EL Olivenöl
Meersalz
schwarzer Pfeffer, frisch gemahlen

Gurkengemüse:
1 große Gemüsegurke (circa 800 g)
1/2 EL kaltgepresstes Olivenöl
Meersalz
2 reife Tomaten, gehäutet und geviertelt
1 EL Dillkraut, fein geschnitten

Für die Naturreis-Küchle alle Zutaten in einer Schüssel gut miteinander verrühren. Wenig Olivenöl in der Pfanne erhitzen, kleine Küchlein formen und knusprig backen.

Für das Gurkengemüse Gurke schälen, die Enden abschneiden. Gurke der Länge nach halbieren, vom Kerngehäuse befreien und in fingerdicke Halbmonde schneiden. Die Gurkenstücke in einen Topf mit wenig Olivenöl geben, salzen und abgedeckt circa 5 Minuten dünsten.

Tomaten hinzufügen und unter häufigem Rühren weitere 5 Minuten dünsten (die Gurke sollte noch bissfest sein).

Mit Dillkraut würzen und zu den Naturreis-Küchle anrichten.

pro 100 g	
Energie	516 kcal/2.159 kJ
Eiweiß	2,2 g
Fett	10,3 g
Kohlenhydrate	48 g
Folsäure	0,15 mg
Vitamin C	64,1 mg
Vitamin E	5,1 mg
Eisen	6,6 mg
Ballaststoffe	5,3 g
Magnesium	146 mg

Kefir-Beerenbecher:
Das Aufbaumineral Kalzium sorgt für gesunde Knochen und Zähne, das Entspannungs-Mineral Magnesium bringt innere Ruhe

pro 100 g

Energie	254 kcal/1.063 kJ
Eiweiß	7,7 g
Fett	9,9 g
Kohlenhydrate	19,2 g
Vitamin C	144 mg
Vitamin E	4,9 mg
Kalzium	211 mg
Magnesium	69,8 mg
Ballaststoffe	8,0 mg

für 2 Personen:

200 g Kefir
1 EL geschlagene Sahne
1 EL Agavendicksaft
1 Vanilleschote, halbiert, das Mark ausgeschabt
1 EL Sanddorndicksaft
100 g Blaubeeren
80 g Himbeeren
100 g Erdbeeren, geviertelt
1 EL gehackte Mandeln, geröstet

Kefir mit geschlagener Sahne, Agavendicksaft, Vanillemark und Sanddornsaft leicht verrühren. Früchte und Kefirsahne schichtweise auf zwei Dessertschalen verteilen. Mit Mandeln dekorieren und anrichten.

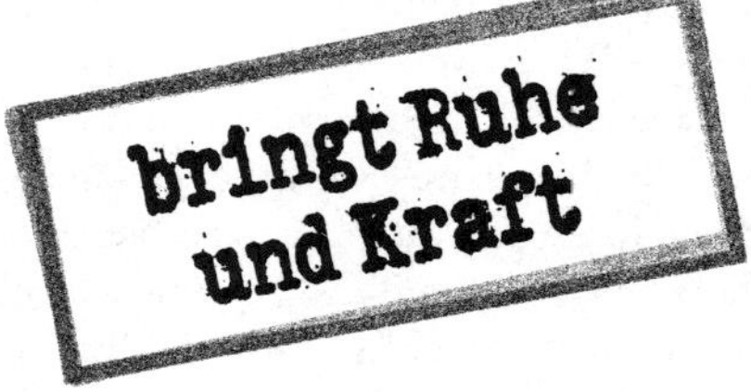

Hirse-Reisflockenmüsli:
Reich an Magnesium – dem Muntermacher für viele Stunden Energie

für 1 Personen:

2 EL Hirseflocken
2 EL Reisflocken
1 Banane, in feine Scheiben geschnitten
4 getrocknete Aprikosen, geviertelt
1 El Rosinen
0,25 l Buttermilch
1 TL Bienenhonig
4 gehackte Walnüsse

Flocken mit den Früchten mischen, Buttermilch darüber geben, mit Honig beträufeln und mit Walnüssen bestreuen.

pro 100 g	
Energie	755 kcal/3.159 kJ
Eiweiß	21,7 g
Fett	16,9 g
Kohlenhydrate	116 g
Beta-Karotin	6,1 mg
Vitamin B_6	1,3 mg
Kalium	2,3 g
Kalzium	0,39 g
Kupfer	1,2 mg
Magnesium	222 mg

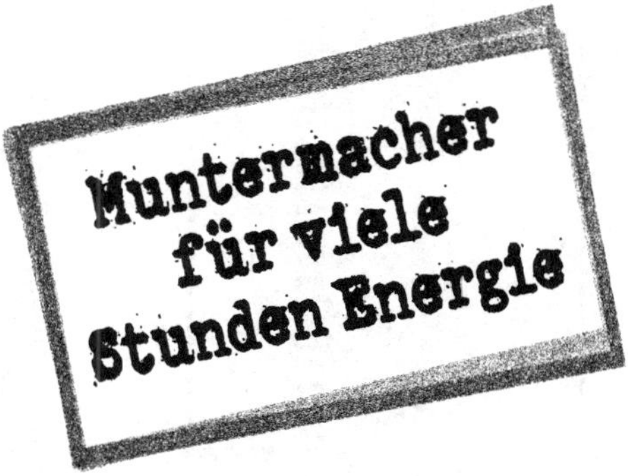

Die 3 Säulen für Ihre Gesundheit

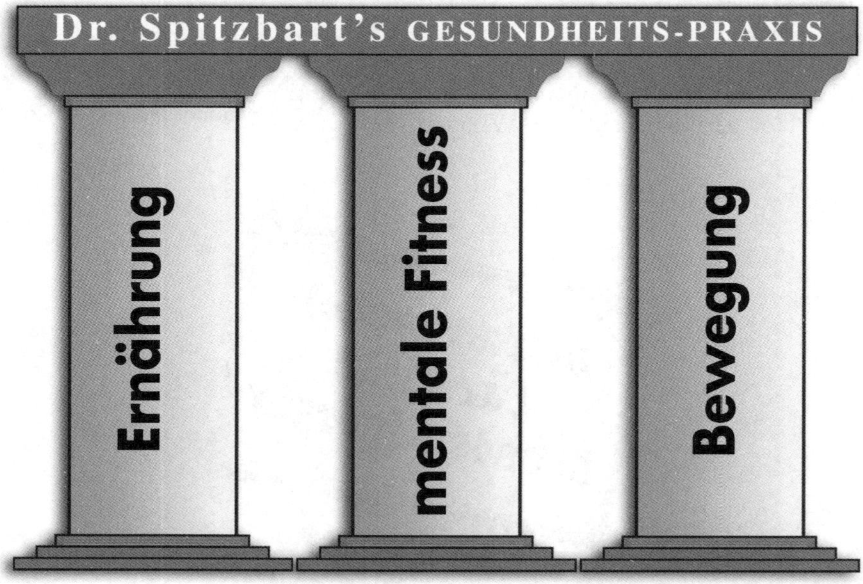

Legen Sie Ihre Energiequellen frei

Jeder Tag kratzt an Ihren körperlichen Reserven. Es gibt genug Stressoren, die Ihnen Energie rauben, Sie auspowern. Bauen Sie daher kleine Energiequellen in Ihren Tagesablauf ein:

Ernähren Sie sich gesund und ausgewogen.

Stellen Sie Ihre Ernährung um. Versorgen Sie sich mit viel frischem Obst und Gemüse, am besten mit dem, das zurzeit Saison hat, und essen Sie rund zwei Drittel davon roh. So können Sie sicher sein, möglichst viele Vitamine zu sich zu nehmen. Wichtig ist auch, dass Sie genug trinken. 1,5 bis 2 Liter Früchtetee und Mineralwasser sollten Sie pro Tag zu sich nehmen.

Treiben Sie Sport.

Die Vorteile, die Ihr Körper durch ein regelmäßiges Training erlangt, sind groß. Er kann sich erholen und neue Kraft tanken. Und auch Ihr Geist profitiert: Es ist wissenschaftlich nachgewiesen, dass Sport intelligenter macht. 3-mal pro Woche sollten Sie sich eine halbe Stunde Zeit für diesen natürlichen IQ-Steigerer gönnen. Suchen Sie sich einen Sport, der Ihnen wirklich Spaß macht, damit Sie auch bei der Stange bleiben. Aber trainieren Sie nicht zu schnell, denn es soll sich ja um ein Ausgleichstraining handeln. So tanken Sie einfach neue Energie.

Grenzen Sie sich vom Alltagsstress ab.

Gerade in Stresszeiten ist es wichtig, dass Sie in der Lage sind, sich eine kleine Pause zu schaffen, in der Sie wieder „runterkommen“ und sich entspannen. Das braucht nichts Großartiges zu sein: vielleicht einige Blumen, die Sie in so einem Moment gießen können, oder Sie trinken ganz in Ruhe eine Tasse Tee. Das lässt Sie wieder zur Besinnung kommen und bietet Ihnen einen Haltepunkt im ganzen Alltagsstress.

Ernährung

- Meiden Sie Fett!
- Eiweiß ist der Baustein des Lebens! Erst ab einem Gesamteiweißspiegel im Blut von 7,7 g/dl fängt das wahre Leben an.
- Achten Sie auf Ihre Mineralstoffe und Vitamine: 75 mg Vitamin C und 12 mg Vitamin E brauchen Sie täglich.
- Meiden Sie den schnellen Zucker! Essen Sie langkettige Kohlenhydrate, zum Beispiel Vollkornbrot und Müsli – für längere Konzentration.
- Essen Sie fünf große Portionen Obst und Gemüse pro Tag.
- Ergänzen Sie Ihre Nahrung um 300 bis 600 mg Magnesium täglich.

mentale Fitness

- Gedanken sind magnetisch: Positive Gedanken versetzen Sie in positive Stimmung, negative bringen Ihnen schlechte Laune. Nutzen Sie also die Energie der positiven Gedanken! So legen Sie den Grundstein für ein zufriedenes Leben.
- Trainieren Sie den Formel-1-Reflex: Aaaausatmen bei Stress und Schultern fallen lassen!
- Gönnen Sie sich „Frei-Zeit“, die Sie nur für Ihre momentanen Wünsche (z. B. lesen, CD hören) verwenden. So können Körper und Geist abschalten und neue Energien sammeln.
- Stoppen Sie Ihren inneren Monolog: Durchbrechen Sie wirre Assoziationen. So können Sie sich 100-prozentig auf Ihre Tätigkeiten konzentrieren.
- Erlernen Sie Entspannungsübungen. Schalten Sie ab und hören Sie in sich hinein.

Bewegung

- Bewegen Sie sich, so oft es geht – mindestens aber 3-mal pro Woche!
- Sie brauchen nicht stundenlang zu trainieren. Schon 30 Minuten reichen aus, um Ihre Fettverbrennung anzukurbeln, das schlechte LDL-Cholesterin in Ihrem Körper zu senken und den Wert des guten HLD-Cholesterins zu steigern.
- Laufen Sie nicht mit vollem Bauch. Starten Sie am besten noch vor dem Frühstück.
- Trinken Sie vor dem Training: Wasser, Tee und sogar eine Tasse Kaffee sind erlaubt.
- Nicht die Geschwindigkeit ist Trumpf, sondern der richtige Puls – trainieren Sie daher immer mit Pulsuhr.
- Kaufen Sie sich Laufschuhe mit guter Dämpfung. Waldboden, Moos oder Wiesen sind ideale Laufuntergründe.

Diese Listen von Handlungsanweisungen sollen Ihnen eine Hilfe sein, Ihr Leben

- einfach,
- gesund und
- effektiv

zu gestalten.

Lesen Sie diese Gesundheitsempfehlungen regelmäßig und versuchen Sie, so viele wie möglich in Ihren Alltag zu integrieren. Sie werden sehen: Schon nach wenigen Tagen werden Sie einzelne Punkte wie selbstverständlich in Ihren Tagesablauf einbauen. **Damit leisten Sie einen wertvollen Schritt, um Ihre Gesundheit lange zu erhalten.**

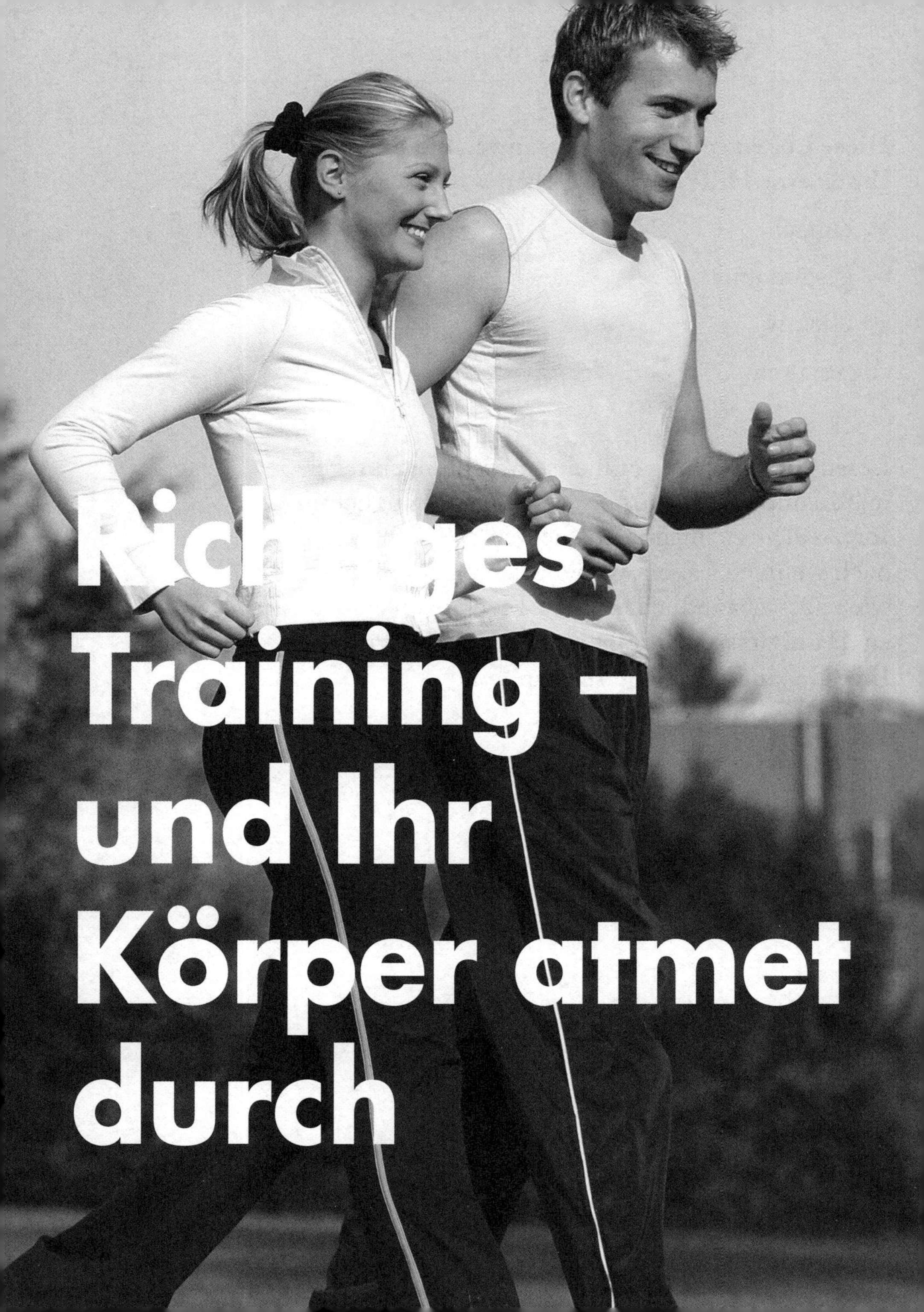

Richtiges Training – und Ihr Körper atmet durch

Aerobes Training ist Training im Sauerstoffüberschuss. Das bedeutet, dass in Ihren Muskelzellen Kohlenhydrate und Fette zur Energiegewinnung verbrannt werden. Das aerobe Training hat für Sie viele Vorteile:

Ihr Herz pumpt mehr Blut in die Arterien, es muss weniger häufig schlagen. Dadurch haben Sie einen niedrigeren Puls und einen niedrigeren Blutdruck.

Die Sauerstoffaufnahmefähigkeit Ihres Körpers verbessert sich; Stresshormone werden schneller abgebaut; Cholesterin und damit auch Ihr Körperfett werden abgebaut; Ihre Ausdauer, Muskelkraft und Gelenkigkeit verbessern sich; Ihre Koordinationsfähigkeit wird deutlich zunehmen.

Es gibt Menschen, die haben einen sehr niedrigen Schwellenpuls. Wenn Sie zu denen gehören, brauchen Sie nur wenige Schritte in langsamem Tempo zu laufen – und schon ist Ihr Puls viel zu hoch. Dann hat Ihr Training natürlich keine solch positiven Effekte mehr. In so einem Fall empfehle ich Ihnen, mit Nordic Walking anzufangen. Nach und nach wird sich Ihr Ruhepuls verlangsamen. Dann können Sie anfangen zu laufen.

Bewegung und gesunde Ernährung senken Ihren Cholesterinspiegel

Eine Komponente des Blutes, auf die viel Wert gelegt wird, ist das Cholesterin – und das aus gutem Grund: Cholesterin kann die Gefäße verstopfen und dadurch gefährliche Arteriosklerose hervorrufen. Aber ganz ohne Cholesterin geht es auch nicht.

Körpereigenes Cholesterin ist gut für Sie – nicht empfehlenswert ist dagegen Cholesterin aus tierischen Nahrungsmitteln.

Cholesterin gehört zu den Fettbegleitstoffen und wird vom menschlichen Organismus für viele Stoffwechselvorgänge benötigt. Cholesterin ist

- Baustoff für stabile Zellwände,
- Ausgangsstoff für Sexualhormone (z. B.Testosteron und Östradiol) und für die Hormone der Nebennierenrinde (wie Cortison),
- Verbindungsstoff für Vitamin D, das wir zum Aufbau der Knochen brauchen,
- Grundstoff für Gallensäure, ohne die unsere Verdauung nicht funktioniert.

Ein so lebenswichtiger Stoff muss dem Körper jederzeit zur Verfügung stehen. Darum produziert er ihn selbst. Cholesterin wird hauptsächlich in der Leber hergestellt (1 bis 2 Gramm pro Tag) und dort auch wieder abgebaut. Über das Blut gelangt Cholesterin zu den einzelnen Zellen, die es dann weiterverarbeiten. Doch Cholesterin ist eine fettartige Substanz und daher nicht wasserlöslich. Nun besteht Blut zum größten Teil aus Wasser. Deshalb benötigt Cholesterin Träger, die es durch den Körper befördern. Man unterscheidet vereinfacht zwei Träger:

- LDL (transportiert Cholesterin zu den einzelnen Organen)
- HDL (transportiert es wieder ab)

HDL und LDL sind so genannte Lipoproteine (Fett = Lipid, Eiweiß = Protein), die sich durch ihre Dichte unterscheiden. LDL hat eine niedrige Dichte (LDL ist die Abkürzung für das englische low density lipoproteine). Man nennt es auch das „schlechte Cholesterin", weil es dafür verantwortlich ist, dass überschüssiges Cholesterin sich in den Gefäßen ablagert. HDL hingegen hat eine hohe Dichte (HDL = high density lipoproteine) und erfreulicherweise genau die umgekehrte Wirkung: Es löst das Cholesterin wieder von den Gefäßwänden und transportiert es in die Leber, wo es abgebaut wird. Deshalb wird HDL auch als „gutes Cholesterin" bezeichnet.

Senken Sie Ihren Cholesterinspiegel, bleiben Sie gesund

Das Cholesterin bleibt im Blut und lagert sich an den Gefäßwänden ab. Durch diese Ablagerungen werden die Gefäße verengt. Dieser Prozess wird Arteriosklerose (Arterienverkalkung) genannt: Die Arterien werden mehr und mehr verengt und versorgen die Organe immer schlechter mit Blut. Und je wichtiger die Organe sind, desto gefährlicher sind die Folgen. Die häufigste Folge der Arteriosklerose ist die so genannte koronare Herzkrankheit. Dabei bekommt der Herzmuskel nicht mehr genügend Blut und verursacht Schmerzen, die Angina pectoris genannt werden – ein Warnsignal des Körpers! Wenn es missachtet wird, können eine oder sogar mehrere Herzarterien schließlich ganz verstopfen, so dass kein Blut mehr durchkommt. Die Folge ist der Herzinfarkt; verstopfen die Arterien im Gehirn, kommt es zum Schlaganfall. Jedes Gewebe im menschlichen Körper kann durch Arteriosklerose geschädigt werden. So etwas passiert nicht von heute auf morgen. Es entwickelt sich langsam, aber sicher, wenn zu viel überschüssiges Cholesterin auf Dauer im Blut ist.

Weniger Cholesterin bedeutet weniger Arterienverkalkung – und ein geringeres Herzinfarkt-Risiko.

Weniger Fett, mehr Bewegung – und Ihrem Cholesterinspiegel geht es gut

Fett ist der Verbündete des Cholesterins, denn die fettreichen Nahrungsmittel sind gleichzeitig auch die cholesterinreichen. Besonders die tierischen Fette schmuggeln „tierisch viel" Cholesterin in den Körper (pflanzliche Fette sind meist unbedenklich). Ein Eigelb zum Beispiel enthält schon die Höchstmenge an Cholesterin (250 bis 300 mg), die man pro Tag durch die Nahrung zu sich nehmen sollte. Also sollten Eier mit Vorsicht genossen werden, aber auch fettes Fleisch, Vollmilch und Vollmilch-Produkte wie Butter, Sahne und Käse.

Meine Rezepte helfen Ihnen, einen Schritt in Richtung cholesterinarme Ernährung zu gehen.

Sie können schon viel erreichen,

- wenn Sie nicht mehr jeden Tag ein Ei essen, sondern nur noch sonntags,
- wenn Sie die Butter auf dem Brot und die Sahne in den Soßen mal weglassen,
- wenn Sie beim Fleisch das Fett wegschneiden, besser noch mageres Fleisch nehmen oder auch mal Fisch,
- wenn Sie das Essen fettarm zubereiten (kochen, grillen oder dünsten zum Beispiel – beim Braten und Schmoren können Sie Fett einsparen, indem Sie beschichtete Pfannen oder Bratfolie verwenden),
- wenn Sie auch auf die versteckten Fette achten. Speziell bei Lebensmitteln, die fast nur aus Fett bestehen, wie z. B. Mayonnaise, oder solche , die viel Fett enthalten, unter anderem Salami, Weichkäse oder Bratwurst.

Laufen Sie dem Cholesterin einfach davon

Sport bringt Bewegung ins Cholesterin. Sie können dem Cholesterin davonlaufen, davonschwimmen oder davonradeln. Diese Ausdauer-Sportarten sind besonders gut, weil Körperfette dabei am besten verbrannt werden.Wenn Sie lieber andere Sportarten wie Inline-Skating, Rudern oder Ski-Langlauf betreiben, tun Sie das. Nur ausdauernd sollte es sein. Nicht weniger als 20 Minuten am Stück, doch nicht zu heftig. Wenn Sie dabei außer Atem geraten, ist die Anstrengung zu hoch für Sie. Also lassen Sie es langsam angehen. Steigern können Sie sich dann immer noch. Falls Sie kein Sport-Fan sind, können Sie zum Beispiel damit anfangen, dass Sie nicht den Aufzug nehmen, sondern die Treppe. Oder nicht mit dem Auto zur Post oder Bäckerei fahren, sondern das Fahrrad nehmen oder zu Fuß gehen.

Ihre Bewegungs- und Ernährungsgewohnheiten sind nicht über Nacht entstanden, sondern über Jahre. Daher werden Sie diese Gewohnheiten auch nicht von heute auf morgen ablegen.Lassen Sie sich Zeit, und nehmen Sie sich kleine, realistische Ziele vor. Haben Sie ein Ziel erreicht, versuchen Sie ruhig, noch einen Schritt weiterzukommen. So können Sie dem inneren Schweinehund einen Punkt nach dem anderen abgewinnen. Das senkt nicht nur das Cholesterin, sondern hebt auch noch die Stimmung.

Meine 8 Tipps bringen Sie locker auf Touren

Aller Anfang ist schwer – lassen Sie sich von diesem Spruch nicht den Mut nehmen. Denn gerade beim Laufen ist er außer Kraft gesetzt. Sie werden merken: Es bedarf nur eines geringen Wissens und meines Trainingsplans – und schon ist es ganz einfach für Sie, sich läuferisch fit zu halten.

Ich weiß, dass viele Menschen gerne mehr Bewegung in Ihren Alltag integrieren möchten. Leider bleibt es meist bei dem Wunsch, da sie nicht wissen, wie sie ihn in die Tat umsetzen sollen. Aber nichts ist einfacher als das: Ich habe Ihnen hier die wichtigsten Punkte zusammengestellt und einen Trainingsplan ausgearbeitet, mit dem Sie schon nach 10 Wochen 30 Minuten am Stück laufen können. Auch den Einstieg schaffen Sie leicht, da Sie mit wenigen Minuten im Lauftempo anfangen. Sie brauchen sich nicht groß vorzubereiten – am wichtigsten sind ein paar vernünftige Schuhe. Ohne passendes Schuhwerk verlieren Sie ganz schnell den Spaß am Laufen.

Laufen Sie in einem ganz normalen Trainingsanzug los. Auch wenn Ihnen die Fitness-Industrie weismachen will, dass Sie unbedingt die absolute „Super-Cool-Faser" brauchen – die muss es am Anfang ganz sicher nicht sein! Erst wenn Sie längere Strecken und bei schlechterem Wetter laufen, können Sie sich mit funktioneller Kleidung eindecken.

Wenn Sie über 40 sind, lange keinen Sport getrieben haben oder rauchen, sollten Sie vor der ersten Laufeinheit zum Sportarzt gehen und sich auf Ihre Fitness untersuchen lassen.

Mit diesen 8 Tipps schaffen Sie bald 30 Minuten im lockeren Trab

1

Suchen Sie sich eine geeignete Strecke.
Bevor Sie einfach loslaufen, sollten Sie sich eine Laufstrecke ausgucken. Für den Anfang sollte sie rund 3 Kilometer lang sein, später können Sie Ihre Runde auf 5 Kilometer ausdehnen. Ideal ist es,

wenn Sie keinen langen Anfahrtsweg haben, sondern einfach vor der Haustür starten können. Suchen Sie sich einen möglichst ebenen Weg, der nicht zu einsam ist. Am besten läuft es sich natürlich auf Waldboden. Ich weiß aber, dass die meisten von Ihnen mit dem Bürgersteig vorlieb nehmen müssen, aber mit gut gedämpften Schuhen ist das kein Problem.

2

Laufen Sie länger, nicht schneller.
Rennen Sie nicht mit vollem Tempo los, bis Sie nicht mehr können. Langsam, aber lange, das ist meine Zauberformel. Das gilt für den Einstieg genau so wie für den trainierten Läufer. Fangen Sie also gaaanz langsam an. Laufen Sie eine Minute, dann gehen Sie eine Minute – und das immer im Wechsel. So bereiten Sie Ihren Körper auf die ungewohnte Belastung vor. Wählen Sie auch beim Laufen die Geschwindigkeit „Schnecke". So vermeiden Sie einen zu hohen Puls – der würde den Trainingseffekt schnell wieder zunichte machen. Generell sollten Sie Ihre Trainingsstrecke pro Woche um maximal 10 Prozent steigern – so überfordern Sie sich und Ihren Körper nicht.

3

Trainieren Sie regelmäßig.
Es bringt Ihnen nichts, wenn Sie einmal in der Woche eine lange Strecke laufen und dann wieder zehn Tage überhaupt nicht. Wenn Sie über 40 sind, lange keinen Sport getrieben haben oder rauchen, sollten Sie vor der ersten Laufeinheit zum Sportarzt gehen und sich auf Ihre Fitness untersuchen lassen. Am Anfang fällt es Ihnen wahrscheinlich schwer, sich aufzuraffen. Dagegen kann Ihnen eine gewisse Routine helfen: Laufen Sie immer zur gleichen Zeit, am besten morgens nach dem Aufstehen. Diese Zeit ist meistens frei von Termine und im Sommer sind die Temperaturen am Morgen noch sehr angenehm.

4

Laufen Sie nüchtern.
So kurbeln Sie Ihre Fettverbrennung an. Am besten geht das natürlich, wenn Sie morgens früh in die Laufschuhe steigen. Wollen Sie lieber tagsüber laufen, sollten Sie zwei Stunden vorher nichts mehr essen. Ansonsten verbrennt Ihr Körper erst einmal eine halbe Stunde lang wertvolle Kohlenhydrate, bevor er auf die Fettverbrennung umsteigt.

5

Trainieren Sie nicht jeden Tag.
Auch wenn Sie richtig Gefallen am Laufen gefunden haben und es Ihnen sehr viel Spaß macht, sollten Sie es nicht übertreiben. Für Sie als Laufanfänger reichen 3 bis 4 Trainingseinheiten in der Woche völlig aus. Achten Sie auch darauf, dass Sie Ihre Trainingseinheiten nicht an drei aufeinander folgenden Tagen durchziehen. Sie sollten immer einen Pausentag zwischen den einzelnen Läufen haben. Nur so kann sich Ihr Körper an die ungewohnte Belastung gewöhnen und zwischendurch immer wieder ausreichend regenerieren. So werden Sie letztendlich ausdauernder.

6

Seien Sie nicht zu ehrgeizig.
Mancher Laufanfänger möchte gleich zu viel, schafft dann auch eine gewaltige Strecke an einem Stück und fühlt sich am nächsten Tag, als hätte er Blei in Armen und Beinen. Lassen Sie es ruhig angehen. Auch wenn Ihnen mein Trainingsplan erscheint, als würde er Sie unterfordern, denken Sie daran, dass Sie erst langsam ausreichend Laufmuskeln aufbauen müssen. Wenn Sie mein Programm konsequent drei Wochen lang befolgen, können Sie bald einige Kilometer am Stück laufen. Übertreiben Sie aber, verlieren Sie nicht nur die nötige Puste, sondern auch sehr bald die Lust.

7

Lassen Sie sich mitziehen.
Bei vielen Läufern lässt nach zwei bis drei Wochen die Motivation nach. Damit es bei Ihnen gar nicht erst so weit kommt, sollten Sie sich Mitläufer suchen. Am besten ist es, wenn die genau wie Sie Anfänger sind. So spornen Sie sich gegenseitig an, und es ist viel schwerer für Sie, sich vor dem Training zu drücken. Quälen Sie sich nicht. Ich habe Ihnen einen einfachen Plan zusammengestellt, nach dem Sie leicht laufen können. Wenn Ihnen das Training trotzdem schwer fällt oder Sie zwischendurch einfach nicht mehr können, wechseln Sie vom Lauf- ins Gehtempo.

8

Passen Sie auf, dass Ihr Lauftraining nicht zur Routine wird.
Abwechslung ist Pflicht, sonst wird Ihnen Ihr Training schnell langweilig. Die Folge: Sie verlieren die Lust. Wechseln Sie daher immer einmal wieder Ihre Laufstrecke. Ebenfalls ein Mittel, um das Training interessant zu gestalten: Laufen Sie Ihre alt bewährte Strecke einmal anders herum. Sie werden feststellen, dass Sie das Gefühl haben, plötzlich ganz woanders zu laufen. So bleibt Ihnen nicht nur die Motivation erhalten, die Abwechslung belebt auch Ihren Geist.

Mein Trainingsplan für Anfänger

	Montag	Dienstag	Mittwoch
1. Woche	abwechselnd 1 Min. laufen, 1 Min. gehen, 30 Min. lang		abwechselnd 1 Min. laufen, 1 Mi gehen, 30 Min. lang
2. Woche		abwechselnd 3 Min. laufen, 1 Min. gehen, 30 Min. lang	
3. Woche	abwechselnd 5 Min. laufen, 1 Min. gehen, 30 Min. lang		abwechselnd 5 Min. laufen, 1 Mi gehen, 30 Min. lang
4. Woche		abwechselnd 7 Min. laufen, 1 Min. gehen, 30 Min. lang	
5. Woche	abwechselnd 8 Min. laufen, 1 Min. gehen, 30 Min. lang		abwechselnd 8 Min. laufen, 1 Mi gehen, 30 Min. lang
6. Woche		abwechselnd 9 Min. laufen, 1 Min. gehen, 30 Min. lang	
7. Woche	abwechselnd 10 Min. laufen, 1 Min. gehen, 30 Min. lang		abwechselnd 10 Mi laufen, 1 Min. gehen 30 Min. lang
8. Woche		abwechselnd 15 Min. laufen, 1 Min. gehen, 30 Min. lang	
9. Woche	abwechselnd 15 Min. laufen, 1 Min. gehen, 30 Min. lang		abwechselnd 15 Mi laufen, 1 Min. gehen 30 Min. lang
10. Woche		abwechselnd 20 Min. laufen, 2 Min. gehen, 40 Min. lang	

Ausblick: Wenn Sie längere Strecken laufen möchten, ist es spätestens dann, wenn Sie 30 Min einen Fitness-Test, bei dem Sie Ihre optimalen Pulsgrenzen erfahren. Und legen Sie sich eine

)onnerstag	Freitag	Samstag	Sonntag
	abwechselnd 2 Min. laufen, 1 Min. gehen, 30 Min. lang		abwechselnd 2 Min. laufen, 1 Min. gehen, 30 Min. lang
bwechselnd Min. laufen, Min. gehen, ·0 Min. lang		abwechselnd 4 Min. laufen, 1 Min. gehen, 30 Min. lang	
	abwechselnd 6 Min. laufen, 1 Min. gehen, 30 Min. lang		abwechselnd 6 Min. laufen, 1 Min. gehen, 30 Min. lang
bwechselnd 7 Min. aufen, 1 Min. gehen, ·0 Min. lang		abwechselnd 7 Min. laufen, 1 Min. gehen, 30 Min. lang	
	abwechselnd 9 Min. laufen, 1 Min. gehen, 30 Min. lang		abwechselnd 9 Min. laufen, 1 Min. gehen, 30 Min. lang
.bwechselnd 9 Min. aufen, 1 Min. gehen, 0 Min. lang		abwechselnd 9 Min. laufen, 1 Min. gehen, 30 Min. lang	
	abwechselnd 10 Min. laufen, 1 Min. gehen, 30 Min. lang		abwechselnd 10 Min. laufen, 1 Min. gehen, 30 Min. lang
.bwechselnd 15 Min. laufen, 1 Min. gehen, 30 Min. lang		abwechselnd 15 Min. laufen, 1 Min. gehen, 30 Min. lang	
	abwechselnd 20 Min. laufen, 2 Min. gehen, 40 Min. lang		abwechselnd 20 Min. laufen, 2 Min. gehen, 40 Min. lang
ıbwechselnd 20 Min. laufen, 2 Min. gehen, 40 Min. lang		30 Min. am Stück laufen	

ırchhalten, an der Zeit, dass Sie sich von einem Sportarzt untersuchen lassen. Machen Sie r zu, mit der Sie die Werte beim Training kontrollieren können.

Locken Sie mit einem Gummiband Ihre Hormone

Richtiges Muskeltraining bringt Ihnen viele Vorteile – neben gesteigerter Kraft auch bessere Koordination und festere Knochen. Aber auch Ihre Hormonproduktion kann diese Art des Trainings ankurbeln – wenn Sie es richtig machen.

Trainieren Sie regelmäßig Ihre Muskeln, spüren Sie bald ein ganz neues Körpergefühl: Sie sind nach dem Training voller Power, könnten Bäume ausreißen, so groß ist Ihr Tatendrang, Sie sind hellwach. Es kann aber auch sein, dass Sie sich nach dem Training wie immer fühlen, vielleicht etwas ausgepowert, schließlich haben Sie sich ja angestrengt. Nach einiger Zeit aber merken Sie, dass die Pfunde anfangen zu purzeln. Wie kann das sein? Ein und dasselbe Training und doch eine so unterschiedliche Wirkung? Grund für diese verschiedenen Ergebnisse der gleichen Muskelübungen sind Ihre Hormone. Gezielte Muskelanspannung bringt Ihren Körper dazu, dass Sie Testosteron ausschütten. Dieses Hormon gilt als das Powerhormon. Es verhilft Ihnen zu innerem Antrieb, verschafft Ihnen Lebenslust. Gestalten Sie aber Ihr Training etwas anders, schüttet Ihr Körper statt Testosteron das Wachstumshormon HGH aus. Das wirkt sich auf Ihren Körper aus, indem es die Stoffwechselfunktionen anregt und Sie so beim Abnehmen unterstützt.

Abnehmen oder voller Tatendrang: Beim Muskeltraining bestimmen Sie das Ergebnis selbst.

So bringen Sie Ihre Hormonproduktion auf Trab

Wie aber können Sie Ihr Muskeltraining gestalten, dass es für Ihre Wünsche das entsprechende Ergebnis bringt? Dazu brauchen Sie die Pausen zwischen den einzelnen Muskelübungen. Jedes Muskeltraining ist so aufgebaut, dass Sie jede Übung zwischen 10 und 20 Mal wiederholen. Als Anfänger reichen 10, als Profi sollten es 20 Wiederholungen sein. Dann machen Sie eine kleine Pause, ehe Sie die nächste Übung in Angriff nehmen. Und in dieser Pause liegt das Geheimnis:

Um Testosteron zu produzieren, sollte Ihre Pause zwischen 60 und 90 Sekunden lang sein. In dieser Zeit sind Ihre Muskeln in der Lage, sich von der ungewohnten Anspannung zu erholen – die Folge ist die Produktion von Testosteron, das Sie fit und leistungsfähig macht.

Machen Sie dagegen eine kurze Pause, die nur zwischen 10 und 30 Sekunden lang ist, können sich Ihre Muskeln nicht erholen. Damit Sie bei den folgenden Übungen nicht immer schwächer werden, wird die Produktion des Wachstumshormons in Gang gesetzt, das die Fettverbrennung ankurbelt, aber vor allem die Muskelbildung anregt – und so Körperfett in Muskeln umwandelt.

Das Thera-Band – Ihr Helfer gegen schlaffe Muskeln

Das Thera-Band ist Ihr Trainingsbegleiter für Alltag und Urlaub – so klein, dass er sogar in die Hosentasche passt.

Wenn Sie ein effektives Muskeltraining machen wollen, müssen Sie nicht das Haus verlassen. Ich habe einen tollen Tipp für Sie, der Ihnen das Training in den eigenen vier Wänden auf kleinem Raum ermöglicht: das Thera-Band. Hierbei handelt es sich um ein überdimensionales, rund 10 cm breites Gummiband, das allerdings an einer Seite offen ist. Sie erhalten das Band meist im Sparpack in 2 oder 3 verschiedenen Längen und Stärken für rund 5 Euro im Sportgeschäft. Mit ihm können Sie all diese Übungen durchführen, die ich Ihnen hier vorstelle, und so gezielt eines der beiden wichtigen Hormone anregen.

Was Sie vor und während des Trainings beachten sollten

Kaufen Sie sich ein Band, das nicht zu weich ist. Wählen Sie auch als Anfänger ruhig eine mittlere Stärke, sonst fallen Ihnen die Übungen zu leicht und die Hormone werden nicht produziert.

Wenn Sie Übungen im Stehen durchführen, achten Sie darauf, dass Sie Ihre Bauchmuskeln immer mit anspannen und dass die Schultern hinten bleiben.

Während der Durchführung der Übungen müssen Sie sowohl Ihr Thera-Band als auch die Muskeln angespannt halten.

Wiederholen Sie die Übung 10- bis 20-mal. Das nennt man einen „Satz". Dann machen Sie eine Pause – die Länge variiert, je nach Hormonproduktion. Als Anfänger machen Sie pro Übung 2 solcher Sätze, als Profi dürfen es 3 bis 6 sein.

Ihr Training sollte regelmäßig stattfinden. Am besten ist es, wenn Sie Ihre Muskeln 2- bis 3-mal pro Woche herausfordern. Wollen Sie mehr? Ich habe für meine Patienten ein ganzes Trainingsprogramm mit dem Thera-Band konzipiert (siehe auch Seite 118).

Meine 6 Übungen für eine gesteigerte Hormonproduktion

Denken Sie daran: 60 bis 90 Sekunden Pause zwischen den Übungen lassen die Testosteronproduktion in die Höhe schnellen, nur 10 bis 30 Sekunden Pause kurbeln die HGH-Produktion an.

1

Stellen Sie sich mit schulterbreit gegrätschten Beinen so auf das Band, dass Sie die Enden im Stehen bequem fassen können. Fassen Sie nun das Band über Kreuz. Dann heben Sie Ihre zur Seite gestreckten Arme auf Schulterhöhe und lassen sie wieder auf Hüfthöhe absinken. Wichtig ist, dass Sie Ihre Schultern dabei nicht anheben.

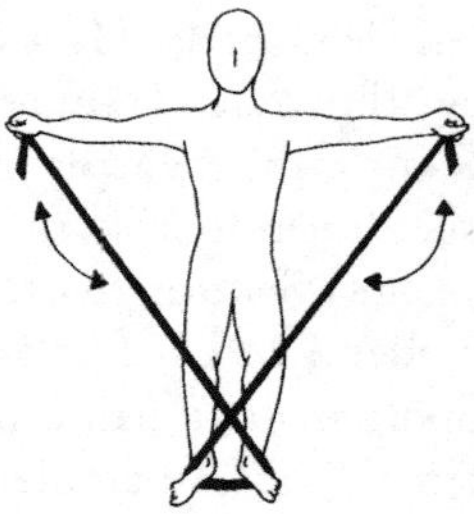

2

Suchen Sie sich eine Wand, an der Sie sich mit den Händen abstützen können. Stellen Sie sich mit dem linken Fuß auf die beiden Enden des Bandes. Mit dem rechten Fuß gehen Sie in die so entstandene Schlaufe, bis zur Ferse ziehen Sie das Band hoch. Ziehen Sie nun den Unterschenkel nach hinten oben – wichtig ist, dass Sie den Fuß bis zu den Zehen durchstrecken. Auch hier machen Sie zweimal 10 bis 20 Wiederholungen, dann wechseln Sie die Seiten.

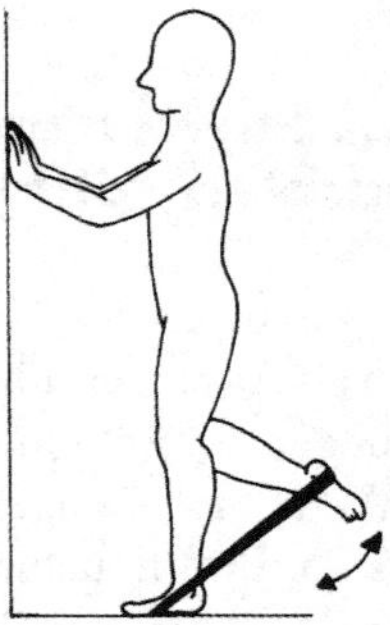

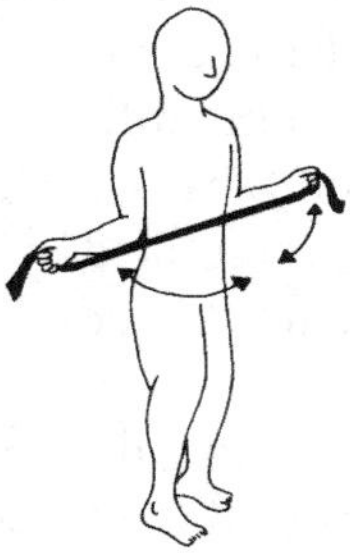

3

Stehen Sie wieder aufrecht. Die Oberarme pressen Sie an den Oberkörper, die Unterarme sind nach vorne gestreckt. Fassen Sie nun das Band in Schulterbreite. Drehen Sie die Unterarme nach außen – und wieder zurück.

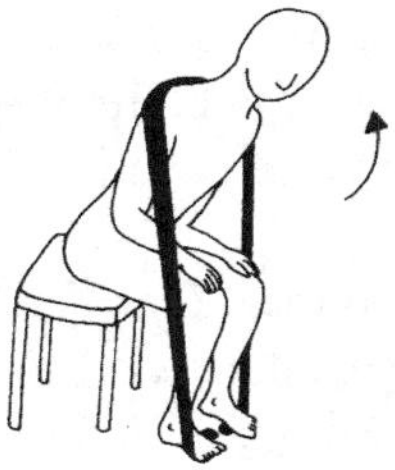

4

Setzen Sie sich auf einen Hocker und beugen Sie Ihren Rücken gerade nach vorne. Legen Sie sich das Band auf die Schultern und stellen Sie die schulterbreit auseinander stehenden Füße auf die Enden des Bandes. Richten Sie sich nun auf, bis Sie gerade und aufrecht sitzen. Spannen Sie dabei immer den Bauch an, Ihre Hände können Sie zur Unterstützung auf die Oberschenkel legen.

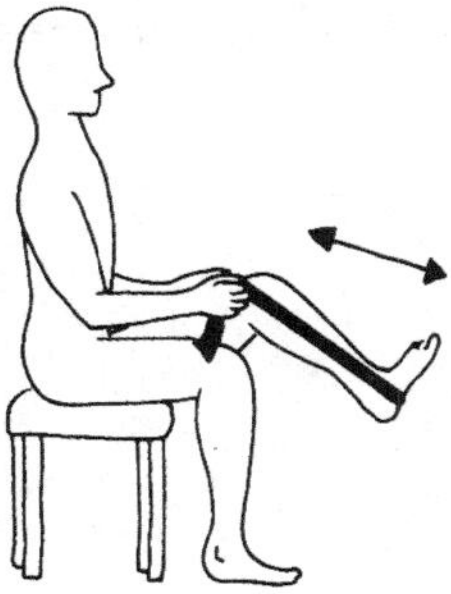

5

Setzen Sie sich auf einen Hocker und legen Sie sich das Band um den Fußballen. Die beiden Enden halten Sie fest. Nun beugen und strecken Sie Ihr Bein – machen Sie zweimal 10 bis 20 Wiederholungen, dann ist das andere Bein dran.

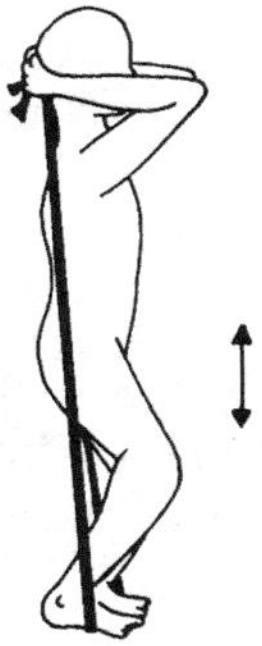

6

Stellen Sie sich erneut auf das Band und fassen Sie mit den Händen die beiden Enden. Legen Sie Ihre Hände nun so in den Nacken, dass Ihre Ellenbogen gerade nach vorne zeigen. Spannen Sie den Bauch an und strecken Sie die Knie nicht komplett durch. Nun machen Sie langsam Kniebeugen – so tief, dass Ober- und Unterschenkel in einem 90-Grad-Winkel zueinander stehen.

Das bietet Ihnen ***Dr. Spitzbart's Gesundheits-Praxis***

Jeden Monat berät Sie Dr. Spitzbart wissenschaftlich fundiert und doch in einfacher, klarer Form zu allen Gesundheitsfragen. Vorsorge und die Erhaltung der Gesundheit stehen dabei klar im Vordergrund. Sie profitieren von dem umfangreichen Wissen, das Dr. med. Michael Spitzbart in seiner langjährigen Berufspraxis in verschiedenen Disziplinen der Medizin gesammelt hat. Somit haben Sie das Privileg, Informationen zu erhalten, die bislang nur den wenigen Patienten, die ihn in seiner Praxis direkt besuchen konnten, zugänglich waren.

Kenntnisse über den eigenen Körper, wie sich ausreichende Bewegung, die richtige Ernährung und eine positive Lebenseinstellung auf Ihre Leistungsfähigkeit auswirken, sind die Voraussetzung dafür, dass Sie gesund werden und bleiben. So erhalten Sie Ihre Leistungsfähigkeit bis ins hohe Alter auf höchstem Niveau. Mit seiner klaren und direkten Art gibt Dr. Spitzbart die Geheimnisse der Frohmedizin an Sie weiter, damit die Gesundheit auch Ihnen wieder Spaß macht.

Dr. Spitzbart s Gesundheits-Praxis berichtet unabhängig und neutral. Der Verzicht auf Anzeigenwerbung ermöglicht es, Sachverhalte so darzustellen, wie sie wirklich sind – unbeeinflusst von der Pharma-Industrie oder Verbänden, Vereinen und Institutionen.

So können Sie ***Dr. Spitzbart's Gesundheits-Praxis*** abonnieren:

Senden Sie einfach Ihre schriftliche Bestellung an
Dr. Spitzbart's Gesundheits-Praxis
Leserservice
Koblenzer Str. 99
53177 Bonn

Noch schneller geht s per Fax an: 02 28/36 96 499

Präparatbestellungen:
Die im Buch genannten Nahrungsergänzungsmittel „nach Dr. Spitzbart" können Sie in der Einhorn-Apotheke in Nürnberg unter der Telefonnummer 0911/226715 bestellen.

Das Programm „Mein Mini-Fitness-Studio mit dem Thera-Band" umfasst Trainingspläne, Übungskarten und ein extra langes Thera-Band. Das komplette Programm können Sie zum Preis von 29,80 Euro bestellen über den Leserservice von *Dr. Spitzbart's Gesundheits-Praxis*, Telefonnummer 01805-241754.

FID Gesundheit

Bitte hier abtrennen und Rückseite ausgefüllt zurücksenden an:

FID Gesundheit
Koblenzer Str. 99
53177 Bonn

... oder per Fax an
02 28/36 96 499